病気にならない！

# たまねぎ氷《ごおり》健康法

著　村上祥子
料理研究家／管理栄養士

監修　周東　寛
南越谷健身会クリニック院長



アスコム
健康
BOOKS

プロローグ

# 1週間100円でおこる、タマネギ氷の奇跡たち

村上祥子

タマネギを丸ごと電子レンジでチンして、ミキサーにかけて冷凍庫へ。

世にもかんたんなこの、ムラカミ式タマネギ氷。いくつかの雑誌でご紹介した特集がいずれも大反響で、テレビ出演のお誘いも次々にやってきました。そして今日も私の料理教室の生徒さん、本やブログの読者の方から、うれしいお便りやメールが続々と届いています。

まず、糖尿病へのタマネギ氷効果が、すごいんです。

**「たった1か月で、血糖値がなんと300から100（㎎／dl）以下へ。**だるいのも

イライラも消えて、夢のようです。タマネギ氷の奇跡です」というニュースは、病院を経営する知人から。15年以上も糖尿病をわずらい、インシュリン注射をしても薬を飲んでも血糖値が高止まりしていたのに、タマネギ氷を毎日50g（中1／4個分）摂り始めたら、一気に改善したそうです。私もビックリです。ほかにもいっぱい。


「タマネギ氷ダイエット絶好調です。便秘も治って、お肌つるつる。うれしい！」

「血圧が3週間で正常値に！　タマみそスープが効いています」

「ホットミルクにタマネギ氷。安眠とかぜよけのお守りに、もう手放せません」


私も、せっせとお返事します。

「タマネギ氷はポリフェノールもオリゴ糖も豊富。体の中からキレイになれますよ」

「すごい、よかった！　タマネギ氷＋おみそは、とってもかんたんでおいしい薬膳ですよね」

「タマネギミルクは私も大好き。体が温まって、やさしい甘さになごんで、スーッと眠れますよね。翌朝のお肌もしっとりしているでしょ！」

この大反響を聞きつけた出版社の方から連絡が入り、こうして本まで出すことになりました。

# 薬に負けない「血管若返り」「血液サラサラ」効果

タマネギが、魔法の薬のように万病に「効く」ことは、大昔から有名でした。

最近も薬に負けない**「血管若返り」「血液サラサラ」効果や、「糖尿病や高血圧を改善した」「強い抗がん成分が見つかった」**などの、研究報告が世界中で次から次に発表されています。

**「冷えとり」「脂肪とり」「便秘封じ」**にも力を発揮します。きれいにやせるならタマネギです。

でもタマネギって切るたびに鼻がツーンとして涙がポロポロ出るし、生はカラ〜い。

それに、毎日タマネギおかずを食べ続けるのは、あきちゃって三日坊主になってしまいそう。
そこでひらめいた、タマネギ氷。これなら泣かずに、あきずに食べ続けられます。

## 3週間で「スッキリ若返った！」喜びを体感

タマネギ氷は淡いイエロー。ほんのり甘くてくせがなく、みそ汁、スープ、ジュース、めんつゆ、カレー、納豆、卵焼き、ヨーグルトと、なんにでもスッと溶け込みます。カップめんや市販の冷凍食品も、タマネギ氷で味がやさしくなって、添加物の「毒出し」にも一役。天然ビタミン・ミネラル・食物繊維も補えます。

**1週間分、たった100円の安さと、冷凍庫で2か月もつのもうれしいポイント。**

タマネギ氷ならラクラク、おいしく、ムダなく、毎日タマネギを摂れます。そして3週間で9割の方が、ポッコリおなかや高血糖、高血圧に「効いた」ことを実感できる、ムラカミの自信作です。
あなたもタマネギ氷で、「スッキリ若返った！」喜びを体感してくださいね。

# 1週間たったの100円

# 1日わずか1／4個のタマネギが、医者を遠ざける

**解説・周東寛**　医学博士・南越谷健身会クリニック院長

タマネギは、さまざまな不調に悩む現代人に、ぜひ毎日摂ってほしい「名薬」です。

イギリスには「1日1個のタマネギが医者を遠ざける」ということわざがあります。

そんなに食べなくても、1日1／4個（50g）以上のタマネギで、生活習慣病、むくみ、便秘、不眠、イライラ、骨粗しょう症などが改善することがわかっています。

とりわけ血液、血管系の病気や糖尿病への薬効には目をみはるものがあります。

私の著書に『糖尿病　高血圧　脂肪太り　ぜんぶよくなる！　タマネギBOOK』（芸文社）というタイトルをつけたほどです。

タマネギを切ると、鼻にツーンとくる刺激を感じて、涙がポロポロ出ますね。これはイオウ化合成分の、イソアリインなどによるもの。

生のタマネギは血糖値をよく下げ、煮て食べると血中脂肪をよく下げます。イソア

リインは調理中にはやっかいな成分ですが、次のようなさまざまな効果を発揮します。

- 血液を固まりにくくして血栓を防ぐ
- 血糖値を下げる
- 血中脂質を減らす
- 胃の消化液の分泌を助ける
- ビタミンB1の吸収を高めて新陳代謝をよくする
- 疲労回復
- イライラをなだめる
- 抗菌作用
- アレルギーを抑える

またタマネギには、赤ワインに含まれることで知られるポリフェノールの一種、グルタチオン酸や、ケルセチンも含まれています。ともに抗酸化作用がとても高く、血管を丈夫にしなやかにして高血圧や動脈硬化を予防します。特にケルセチンの働きはとても強力で、腸内の脂肪にくっついて便と一緒に排出させ、肥満予防もします。

アメリカ国立がん研究所（ＮＣＩ）はタマネギを「抗がん作用のある食品」として取り上げています。これもイオウ化合成分とケルセチンの相乗作用と考えられます。

欧米や中国などの研究機関による多くの疫学調査では、とりわけ胃がん、大腸がん、食道がんなどの消化器系のがんに対する予防効果が報告されています。

## タマネギを毎日食べると9割、血糖値が改善

さらに糖尿病の改善に、タマネギはすばらしい効果を発揮します。

**私のクリニックの糖尿病の患者さんたちに、タマネギ氷を毎日50ｇずつ摂ってもらって、血糖値の改善効果について、くわしいデータをとっています。**

西新井病院「成和クリニック」の斎藤嘉美博士のタマネギジュースなどを使った臨床試験では、**開始時に２８４あった血糖値が、４週目で73に低下した例など22人のう**

# 90%

# の人の血糖値が改善

**ち20人、9割以上の高率で、血糖値の改善効果が認められています。**

## 加熱しても効果が変わらず、食べ過ぎても害がない

しかもタマネギの強みは、イオウ化合成分と抗酸化成分の相乗効果で**「たくさん食べても、インスリンが出過ぎて低血糖になる心配がない」**こと。タマネギに含まれるリン、カリウムなどのミネラル類や食物繊維も、血糖値の正常化に役立つようです。最近糖尿病や高血圧の食事療法に、タマネギを取り入れる病院も出てきています。

ほかにもタマネギの「代謝を活発にする」作用でコレステロール値の正常化から、女性に多い頭痛、肩こりの改善まで、まさに万能薬のような効果が認められています。またタマネギのオリゴ糖は生きて大腸に届き、善玉菌を増やして便秘を改善します。タマネギの強力な薬効は、生でも加熱してもさほど変わりません。ただし有効成分が水に溶け出すので、水にさらすことは避けたほうがよいでしょう。

# これが
# タマネギ氷！

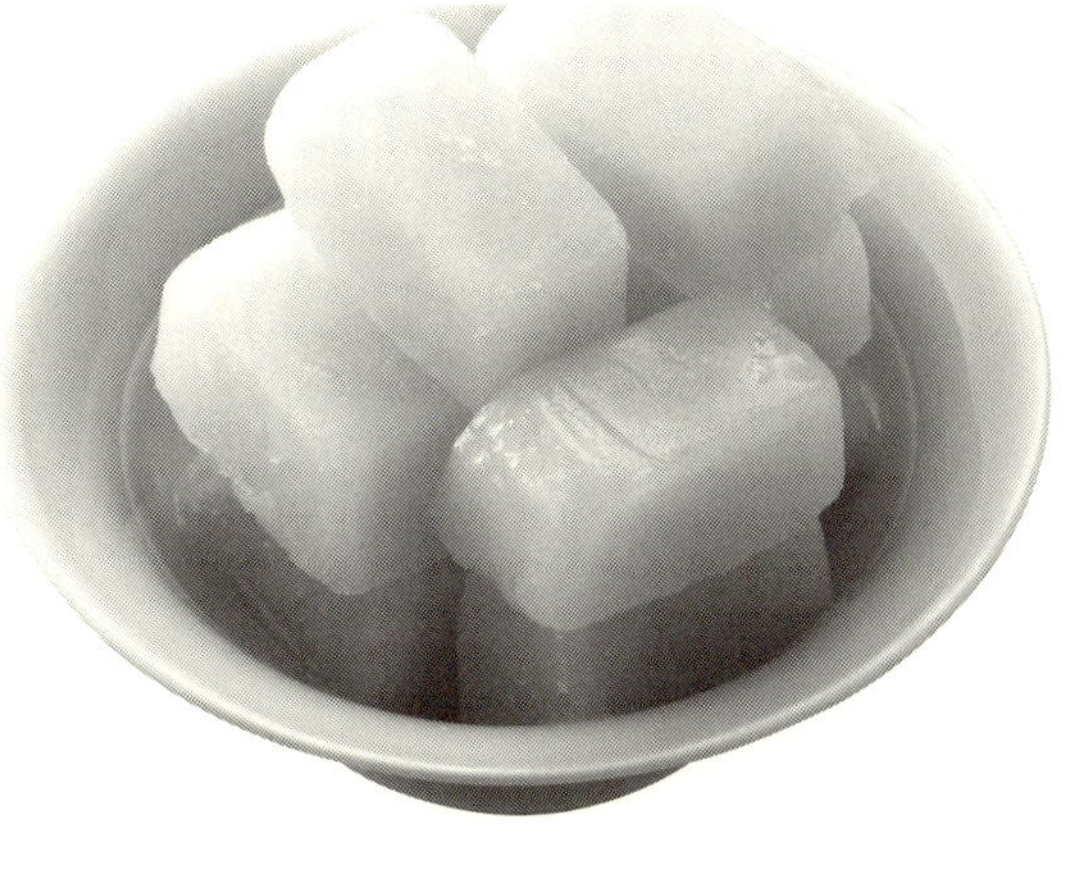

# 第1章 タマネギ氷のすごい健康効果

## 高血圧、糖尿病に効く！ 若返る！ やせる！

# 第2章

## 病気に効いた！　やせた！　喜び体験談
## 私のタマネギ氷活用法

## 第3章

### 便利！ おいしい！ 続けられる！
# これがタマネギ氷の5大威力！

# 第4章

## 実践！ ムラカミ式タマネギ氷の作り方
## タマネギ氷の作り方と「タマみそスープ」



# 第5章

## 病気が治る！ やせる！ きれいになる！
## 症状別タマネギ氷健康メニュー

巻末付録

## 効能つき！超かんたんタマネギ氷レシピ10

Chapter 1

# タマネギ氷のすごい健康効果

高血圧、糖尿病に効く！ 若返る！ やせる！

# 健康になる！　やせる！　タマネギ氷の14の効果

オニオン、という英語名のもとはラテン語の「真珠」「オンリーワン」。
タマネギは大昔から世界中で、とても栄養価の高い、神秘的なパワーをもつスペシャルな野菜として珍重されてきました。

昔々、いまから5千年も前の古代エジプト時代、ピラミッドを作る人夫さんたちが、腰にタマネギをぶら下げている絵が残っています。
タマネギは苛酷な肉体労働を乗りきる、大切なエネルギー源だったんです。当時、お給料の代わりにタマネギが支給されたり、魔よけにも使われたりもしていました。旧約聖書やアラビアンナイトには、タマネギが「精力剤」として登場しています。

ヨーロッパで14世紀にペストが大流行したときには「タマネギで感染を防げる」と、あちこちにタマネギがつるされました。「魔女はタマネギを嫌う」「タマネギを部屋に置くとかぜをひかない」などのいい伝えも数多く残っています。

日本でも明治時代にコレラがはやったときに、「タマネギを食べていればコレラにならない」といううわさが広がり、日本に伝わった西洋野菜の中でまっ先に普及しました。


その後、世界中で数千もの研究が行われ、現代医学では、冒頭でお伝えしたようにタマネギが血管を若返らせ、血液をサラサラにして老化、メタボ、生活習慣病を遠ざけること、がんやアレルギーを抑えることがわかっています。

毒消し効果もとても強く、抗菌剤にタマネギ成分が使われているほど。

腸の善玉菌のエサになるオリゴ糖、食物繊維など、便秘に効く成分も豊富です。


血管しなやか、血液サラサラで便秘フリーの体は冷えない、むくまない、ムダな脂肪がつかないので、タマネギは理想のダイエット食。

さらに「美肌のアミノ酸」と呼ばれるグルタチオンが、シワやくすみも遠ざけます。

健康にも美容にもダイエットにも、こんなにオールマイティに働く食べものは、タマネギだけ。

しかも**その効果は、わずか毎日50g（中玉1／4個）で確かめられる**ことがわかっています。

**1週間の材料費は、わずか100円程度です。**


では、ムリなくおいしく確実に、タマネギを毎日、摂るには？

ラクであきない、タマネギ氷におまかせください！

タマネギ氷のメリット、作り方、おいしい食べ方は第3章以降を見てくださいね。

まずタマネギ氷のすごい健康効果を14個ご紹介しましょう。

その1

## 血管を10歳以上若返らせる

# 毎日食べると、血管年齢が10歳以上若くなる！

平泳ぎ銀メダリストのダーレオーエン選手や、サッカー元日本代表の松田直樹選手など、20代、30代の若さで突然死に見舞われるスポーツマンの悲劇を、ときおり耳にします。とても悲しいことです。

原因はほとんど、心臓や脳に血液を送る動脈が詰まったり破れたりしておきる、血管の病気です。

血管は年をとると老化してしなやかさを失っていきますが、最近は年齢に関係なく血管がかたくて血管年齢の高い人が増えています。

血管がかたいと内壁が傷つきやすくなり、血管がもろく狭くなって、血栓（血のかたまり）が詰まりやすくなります。日本人の死因全体を見ても、1位のがんに続き、**2位は心筋こうそくなど心臓まわりの血管が詰まる病気、3位は脳血栓、脳こうそくなどの脳血管の病気です。**

血管の病気で亡くなる日本人が、すごく多いんです。

寝たきりで介護を要する人の約半分も、血管の病気が引き金になっています。

血管病のこわさは、たとえ若くても、元気いっぱいでも、突然倒れて、そのまま亡くなったり、命が助かっても半身マヒなどの重い障害が残ったりしやすいこと。老若男女、体型を問わず、どんな人でも、いつ襲われるかわからないのが血管病。そして、倒れてからでは遅すぎます。

そこでタマネギ氷です。タマネギのケタはずれの「血管若返り」効果は最近、メディアにもたびたび取り上げられています。

その秘密は切ったときに目にしみるイソアリイン、シクロアリインなどのイオウ化合成分と、微量成分のグルコキニン、グルタチオン、セレンなど。いずれも抗酸化作用がとても強く、血管の内壁を丈夫にします。

またタマネギの淡いイエローを作る、ケルセチンという成分がとても強力なんです。ポリフェノールの一種で、植物が外敵から身を守るために作り出す成分です。最近の研究で、**ケルセチンは血管の老化を早める活性酸素を排除し、血管の内壁をしなやかにして弾力を保つ働きがある**ことがわかっています。

タマネギを毎日よく食べる人の多くは、血管年齢が実年齢より10～20歳若いことが確かめられています。

## その2
## ドロドロ血液が血管を詰まらせる
### 血液サラサラにして、高血圧、ボケを予防

血管のしなやかさに加え、血液の「ねばり気」も血管病を左右します。タマネギの強力な「血液サラサラ」効果は、さまざまな実験でわかっています。

血液ドロドロがこわいのは、血中に中性脂肪や悪玉コレステロールが増えてねっとりして、ヘドロのように血管の壁にまとわりつきやすくなるから。

すると血栓ができたり、それが血管に詰まったりして、心筋こうそくや脳血栓、脳こうそくなどの血管病につながります。

**タマネギのケルセチンは体内で、血栓を溶かす物質と同じ働きをします。悪玉コレ**

**ステロールを減らす作用もあり、結果として血液がサラサラになります。**

ねばり気の少ない血液がサラサラと体内をめぐると、血流がアップして、血液は細い末梢血管にもスムーズに行きわたります。すると血管の内壁にかかる圧力が下がり、血圧も下がります。

## サイレントキラー（静かな殺し屋）、高血圧を予防

高血圧は「サイレントキラー（静かな殺し屋）」と呼ばれます。動脈がかたく狭くなる「動脈硬化」をもたらすからです。

動脈には心臓が強い力で押し出した血液が流れ込むので、もともとはかなり弾力があってしなやかです。そして動脈さえ丈夫でかたくなっていなければ、すべての臓器や筋肉に、必要な酸素や栄養がスムーズに送られます。

しかし高血圧が続くと心臓に強いプレッシャーがかかり、心筋が増えて内壁が厚くなっていきます（心肥大）。大事な血液ポンプの働きが、モタモタし始めるんです。

また動脈自身も高い血圧に負けまいとして、血管の内壁が厚くなります。その内壁に、圧力に押されて血液の成分が入り込んで、動脈がしだいにかたく狭くなっていきます。

動脈硬化がおきた場所では、血液がスムーズに流れなくなります。たくさんの血液が必要な脳や心臓の付近で血流が悪くなると、たちまち命にかかわります。

たとえば、心臓の筋肉に酸素と栄養を運ぶ冠動脈。ここがかたくなって血栓がつまってしまうと、狭心症や心筋こうそくになります。同じことが脳でおきれば、脳こうそくです。

**タマネギ氷を毎日摂った人の8割以上は、血圧が改善しています。**サラサラの血液が脳に行きわたれば、将来のボケも防げます。ぜひお試しください。

その3

## 糖尿病を防ぐ

# 血糖値を下げる「インスリン」の効きを高める

糖尿病は、さまざまな合併症を招いて体をボロボロにする、こわい病気です。糖尿病の人はがんになるリスクが高いこともわかっています。

**健診などで「血糖値が高め」といわれたことがある人、糖尿病の治療をしている人は、ぜひ、タマネギ氷を毎日摂ってください。**

糖尿病はいま日本人にもっとも増えている生活習慣病で、厚生労働省の調べでは、成人男性は3人に1人、女性は4人に1人、合計2200万人もの人が、糖尿病を強く疑われるか、その予備軍です。

摂った栄養がきちんとエネルギーに変わらないことからおこり、食べ過ぎ、飲み過ぎの人、運動が足りない人、ストレスの多い人がかかりやすい文明病といえます。

正常な血糖値の目安は空腹時80～110（mg／dl）、食後2時間140未満。

血糖値が空腹時126以上、食後2時間200以上になると、糖尿病が強く疑われます。ところがこの病気は自分の知らないうちに進行していることが多く、血糖値が300を超えないと「のどが渇く」「水をがぶ飲みする」「トイレが近い」「体がいつもだるい」「体重が減る」などの自覚症状が出てきません。

## 糖尿病で、100歳まで生きられる人はほとんどいない

だから、気づいたときにはかなり悪化していた、ということが多くなります。

糖尿病が進むと、さまざまな合併症に苦しむことになります。

三大合併症だけでも、糖尿病性の神経障害（手足がしびれたり、感覚が鈍ったり。最悪のときは足先が壊死をおこし切断にいたることも）、網膜症（視力が落ちて、失明することもある）、腎症（腎不全に進むと人口透析が必要。ときに命にかかわる）と、深刻です。

アメリカ国立がん研究所は、10万人規模の大規模な調査から「糖尿病合併症のリストに、がんも追加されるべき」と発表しています。たとえば肝臓がんにかかるリスクが、糖尿病の人はそうでない人より2倍高い、などの結果が出ています。

「糖尿病で100歳まで生きられる人はほとんどいない」といわれるほど、寿命を縮める病気です。

血糖値をコントロールすることは、アンチエイジングにもつながります。老化の原因のひとつは、タンパク質や脂質の糖化。体内でうまく糖を処理しきれないと、それがタンパク質や脂質と結びついて「エイジ」と呼ばれる老化物質を作り出し、さまざまな病気を招くからです。

## 8~9割以上の確率で血糖値が改善

なんとかして防ぎたい糖尿病。そのカギは血糖コントロールにあります。

タマネギの血糖値コントロールパワーは、さまざまな研究で認められています。

**糖尿病の人に毎日タマネギを食べてもらった実験の多くでも、8~9割以上の確率で血糖値が改善し、早い人は2週間で効果が出始めたと報告されています。**


せっかくなので、ここで糖代謝のことを知っておきましょう。

私たちが食べたものは、炭水化物は100％、タンパク質は50％、脂肪は10％がブドウ糖に変わって血液中に蓄えられ、脳や体の活動エネルギーに変わります。


血糖値とは、血液内のブドウ糖濃度のこと。

血糖値が正常ゾーン内の人は、血糖がうまくエネルギーに変わっています。

それを「糖代謝がいい」といいます。

反対に血糖値が高くなるのは、ブドウ糖が血液内にダブついて「糖代謝が悪い」せい。それが続くと糖尿病になります。


だから、血糖値を正常ゾーン内にキープすれば、糖尿病は寄りつきません。

そして最初にご紹介した知人のように、長年、高血糖に苦しんできた方にも、タマネギ氷はよく効きます。ぜひ今夜からメニューに取り入れてみてください。

## タマネギなら、摂り過ぎても低血糖にならない理由

タマネギのイソアリインなどのイオウ化合成分は、細胞を活性化させる力がバツグン。血液中のインスリン（血糖値を下げるホルモン）の作用を高めて糖代謝を活性化し、体を動かすエネルギーに、スムーズに転換してくれます。

**日本人の糖尿病の9割は、体内のインスリンの分泌量が足りないか、インスリンの「効き」が悪くておきている**ので、タマネギは日本人の糖尿病の妙薬といえます。

もうひとつ、タマネギのよいところは「摂りすぎても副作用がない」こと。

血糖値を下げる薬は、量を間違えて多く摂ると、インスリンが出過ぎて血中のブドウ糖が不足する「低血糖症」を引きおこす恐れがあります。イライラや神経過敏、ひいてはケイレンを起こして意識を失うこともあります。

一方、タマネギのイオウ化合成分はビタミン$B_1$とくっついて、アリチアミンという物質に変わります。するとアリチアミンはタマネギの甘み成分、グルタチオン酸と結びついて、インスリンの分泌を保護するので、インスリンが出過ぎるのを防ぎます。

タマネギ氷を毎日きちんと摂って、血糖値を上手にコントロールしてください。

## その4

### 冷え性、生理痛、熱中症を遠ざける

## 代謝が上がって「冷えない」体に

最近、冷え性に悩む女性が、年齢を問わずとても増えていますね。エアコンの影響で夏でも体が冷えやすいこと、汗をかきにくくなっていることも原因のひとつです。

体が冷えてつらい人は、ぜひタマネギ氷を毎日摂ってみてください。

**タマネギの「血液サラサラ」効果は、すべての野菜の中で群を抜く高さ。タマネギ**

## 氷を毎日摂り続けると代謝がよくなり、血流がスムーズに。

冷え性が進むと、どんなに服を着こんでも、カイロなどで温めても、手足は氷のように冷えたまま。そして、お風呂に入ってもなかなか汗が出ません。

いい汗をかけるかどうかは、血流のバロメーターです。

ヒトは暑いときも、寒いときも体温が36・5度前後に保たれる恒温動物。そして「暑いときには体温を上げないように、毛穴が開いて汗をしっかりかく」「寒いときには毛穴が閉じて体温を下げないようにする」と、汗がサーモスタットのような働きをして、体温をコントロールしてくれています。

お風呂で体が温まってもなかなか汗が出なくなったら、血行が悪くなり、代謝が落ちているサイン。血流がとどこおると冷え性だけでなく、生理痛、かぜをよくひいて長引く、便秘、吹き出もの、イライラなど、さまざまな不調に悩まされることになってしまいます。

逆に血液が体のすみずみまでしっかりとめぐっていれば、体温を一定に保つサーモスタット機能がきちんと働きます。
するといい汗をかけるし、尿もよく出て、余分な水分、老廃物がきちんと体の外に押し出され、「冷えない」体になれます。

毎日ラクに、おいしく摂り続けられるタマネギ氷は、冷え性の頼もしい味方です。

その5

## がんを抑える
# もっとも効果の高い、天然の抗がん物質

よく「医学が進歩してがんは治る病気になった」「5年生存率が上がった」といわれますが、じつは1960年代から、日本の人口に占める「がんで亡くなる人」の割合は、変わっていません。がんは、日本人の死因のトップであり続けています。

がん細胞は、遺伝子に小さな傷がついて腫瘍が発生したあと、数年から数十年もかけて育っていきます。腫瘍の発生を抑えるか、がん細胞の成長のスピードをゆっくり

にできたら、がんに命を奪われるリスクを減らせます。

**タマネギに含まれるポリフェノール、ケルセチンは腫瘍の発生や、がん細胞の成長を抑える効果が認められ、「現在もっとも効果の高い天然の抗がん物質」とされています。**

またタマネギはいまのところ、医療の最前線で注目される抗がん物質プロスタグランジンA（PGA）を含む、唯一の野菜ともいわれます。

最近の研究では、イタリア・ミラノ大学グループが、イタリアとスイスで広く行った「食事、身体的活動、そのほかのライフスタイル習慣と健康状態」についての8つの研究結果を、くわしく検証しました。

そして、特定のがん患者と健康な高齢者を比較した結果、「タマネギとニンニクの中に含まれるイオウ化合成分と、抗酸化作用にすぐれるフラボノイド類（ポリフェノール）ががん腫瘍の成長を抑制し、がんから身体を守る可能性がある」と報告しています。

ニンニクはアメリカ政府が発表した「がんを予防する野菜」のトップですが、この研究では「ニンニクよりタマネギのがん抑制力のほうが強い」というデータが出ています。

たとえば大腸がんのリスクは、タマネギをもっとも多く食べる人で56％減少、ニンニクをもっとも多く食べる人は26％減少。乳がんのリスクは、タマネギで25％減少、ニンニクは10％減少……と、タマネギを多く食べる人のほうが、がんになるリスクが、より大きく減少していました。

また別の世界8か国の疫学調査からも「タマネギの成分にがん細胞の増殖を防いで殺菌する効果、発がん物質を吸着して外へ出す効果がある」と報告されています。

タマネギ氷を毎日摂っていれば、「大丈夫、私は最強の抗がん成分に守られているから」とがんストレスが遠ざかって、免疫力アップのためにもよさそうです。

その6

疲労回復・男性ホルモン増強

# 太古からのスタミナ食品。男性ホルモンも倍増

毎日タマネギ氷を食べ続けると、かんたんにはバテない体力、たくましい男性ホルモン力が身につきます。

タマネギはピラミッド建設のエネルギー源だったほどですから、5千年来の滋養強壮食品。糖質、必須アミノ酸、ビタミン・ミネラルなどの栄養素がバランスよく含まれ、細胞を活性化させる成分も豊富なので、総合的に「疲れに効く」と考えられます。

ストレス社会の日本に増えている、精力減退やＥＤ（勃起不全）に悩む男性にも、タマネギが効きます。**タマネギには「性欲回復ミネラル」の異名をもつ微量成分セレンも含まれ、それに加えて、イオウ化合成分が男性ホルモンを増やして精力をアップさせる**ことがわかっています。

「ラットに4か月、タマネギのエキスを毎日食べさせたら、テストステロン（男性ホルモン）の値が2倍になった」などの実験結果も、多数報告されています。

**テストステロンを増やす作用は、生のままタマネギを刻むと効果が弱くなってしまいます。最初に丸ごと加熱するタマネギ氷は、理想的です。**

タマネギには「疲労回復ビタミン」の$B_1$も含まれています。

ビタミン$B_1$は、口から摂った栄養（タンパク質、糖質、脂肪）を、スムーズにエネルギーに変える栄養素。し

疲労回復・男性ホルモン増強に

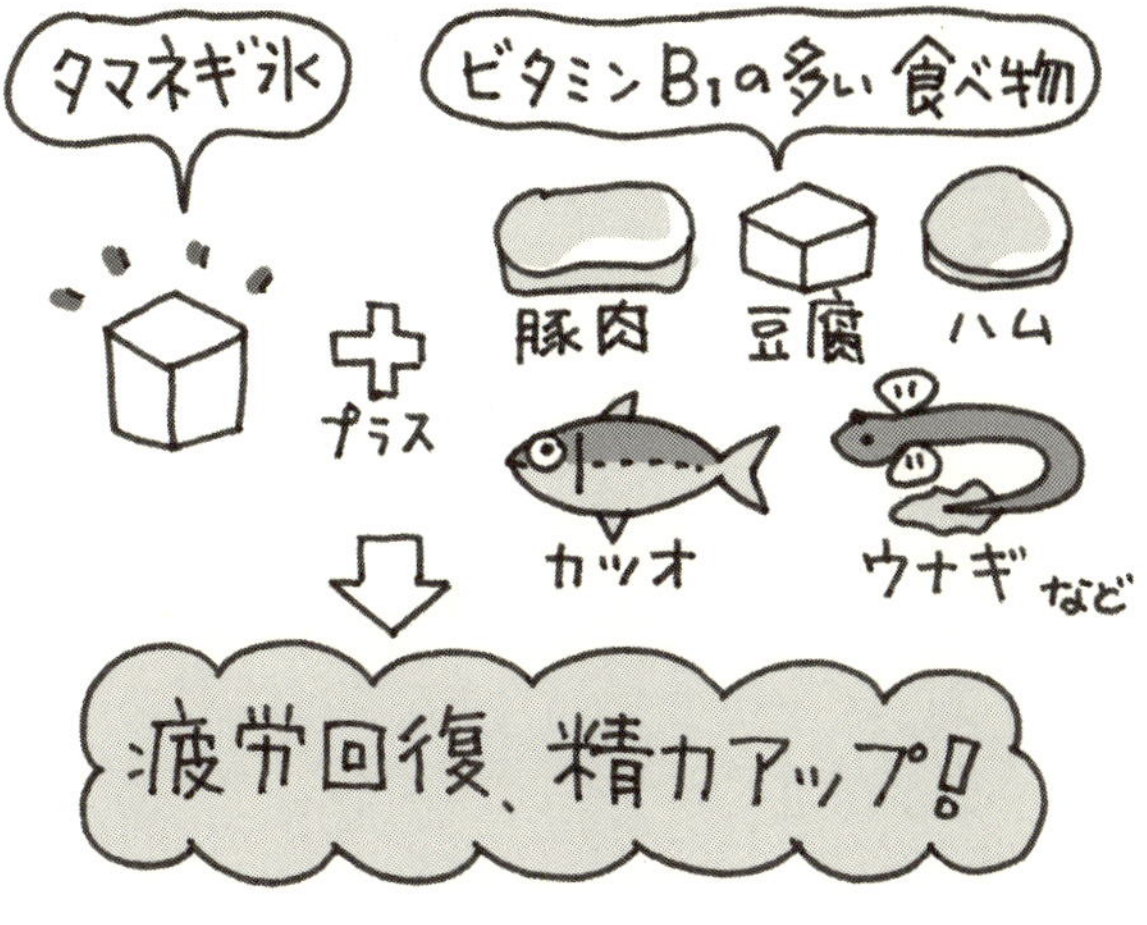

っかり食べてもビタミン$B_1$が足りないと、疲労、イライラ、意欲減退などの症状がおこりやすくなります。

タマネギのイオウ化合成分は、ビタミン$B_1$とくっついてアリチアミンという物質に変わり、体内にビタミン$B_1$を長くとどめて吸収をうながします。**タマネギ氷と、ビタミン$B_1$の多い食べもの……豚肉、豆腐、ハム、カツオ、ウナギなどを組み合わせると、疲労回復・精力アップ効果がさらに強くなります。**

その7

## やせながら「毒出し」もバッチリ

**やせる、むくみをとる**

やせるといっても、むやみに摂取カロリーを落とすだけでは、やつれてお肌はかさかさの、残念な結果になってしまいます。食べる量が減ると便秘にもなりやすい。

きれいにやせるなら、タマネギ氷ダイエットです。

おなかスッキリ、お肌つるつる成分が、タマネギにはたくさん入っています。

ダイエットに働くタマネギパワーは、多面体です。

**・体のガソリンである糖の代謝をよくする**
**・脂肪の吸収を抑える**
**・毒素を排出する**
**・代謝を上げて余分な水分を排出してむくみをとる**
**・腸内に善玉菌を増やして便通をよくする**

そのパワーの源は、いままでにもたびたび登場している、タマネギを切ったときに鼻をツーンとさせる、イソアリイン、シクロアリインなどのイオウ化合成分。血中の糖の代謝を高め、余分な脂肪に変わるのを防いでくれます。

## 中性脂肪の増加も抑える

シクロアリインは中性脂肪の増加も抑えます。

タマネギの冷えとり力のところでお伝えしたように、イオウ化合成分は体内の「水分のめぐり」もよくして汗や尿として排出するので、むくみもスッキリ。さらに、塩分の排出をうながすカリウムも含まれています。

余分な水分が出ていくと、体重がストンと減って、快感ですよ。

また、強い抗酸化作用をもつケルセチン、セレンなどの物質が、食事からの脂肪の吸収を抑え、すでに体内にたまっている脂肪の排出もうながします。脂肪細胞にたまった有害物質の「毒出し」もしっかり。

タマネギ氷なら1週間100円の材料費で、やせながらデトックスにも大成功。次にお伝えする「便秘を治す」パワーで、おなかもスリムに。

これはやらなきゃ損ですね。

ケルセチンは体に吸収されやすく、加熱しても薬効は変わらないことがわかっています。タマネギ氷を毎日食べましょう。

その8

## 便秘を治す

# ヨーグルト＋タマネギ氷のオリゴ糖が効く

便秘にはヨーグルトが効く、と聞いてたっぷり食べているけど、期待していたほどお通じが改善しない……。

そんな悩みをおもちなら、**タマネギ氷を加えてみてください。タマネギ氷を電子レンジで半解凍してヨーグルトにかける**と、おいしく食べられます。

ビフィズス菌などの乳酸菌は、便秘薬にも使われる「善玉菌」。腸内の環境をととのえ、便通をスムーズにします。ヨーグルト、納豆、みそ、キムチ、チーズなどの発酵食品に、たっぷり含まれています。

ひとつ問題があって、口から摂った乳酸菌は、たとえ生きたまま腸に届いても腸内に長くとどまるほどの寿命はなく、そのまま排出されてしまうことも多いんです。

そこでタマネギ氷の出番です。
やさしい甘味にはオリゴ糖が含まれています。ほかの糖類と違うのは「ビフィズス菌のエサになる」ということ。また胃や十二指腸などで消化吸収されにくいので、成分が小腸で吸収されず、大腸まで届きます。

**タマネギ氷のオリゴ糖が大腸の中に入ると、それをエサにして、ビフィズス菌が増えていきます。**便秘が続いて悪玉菌だらけになった腸内では、ビフィズス菌は減る一方なので、オリゴ糖は腸の救世主。

便秘に効く！ タマネギ氷＋ヨーグルト

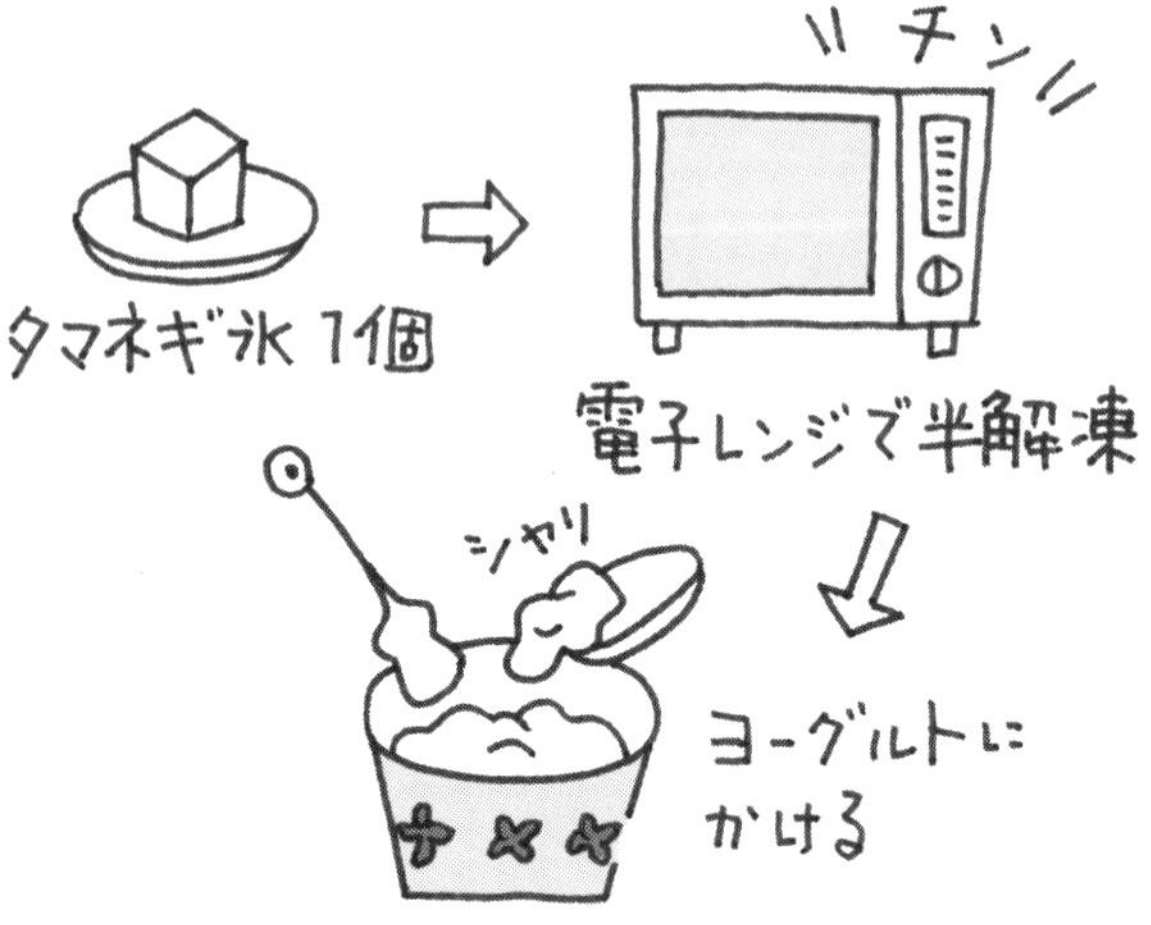

納豆にタマネギ氷を加えるのも効果的です。
ヨーグルトや納豆とタマネギ氷を上手に組み合わせて、便秘とサヨナラしましょう。

## その9

## 吹き出ものが消えて肌がつるつるに

# 美肌、美白への有効成分がこんなに！

タマネギ氷を食べ続けた人の多くが、「吹き出ものがなくなった」「肌のキメが細かくなった」「色白になったといわれる」とおっしゃいます。

それは、タマネギを毎日きちんと食べることで、余分な脂肪も毒素も水分も排出され、腸はビフィズス菌に守られて便秘が遠ざかって、体が浄化されていくから。

**強い抗酸化力のあるグルタチオンも、お肌のアンチエイジングに働きます。エステサロンの「美肌点滴」にも入っている、シワ、くすみなどに効果的で美白効果のある成分**です。

さらにビタミンB1、C、ミネラル類、多彩なアミノ酸など美肌作りに欠かせない栄養素が、タマネギにはバランスよく含まれています。

**スープに、野菜ジュースに、ドレッシングに、タマネギ氷を加えるだけで、おいしい美容食に早変わり。**カップめんで食事をすませるときも、タマネギ氷プラスで栄養バランスがととのい、天然のビタミン、ミネラル、食物繊維も摂れます。

その10

### かぜ予防・解熱・セキ止め

## セキにはタマネギ氷うがいを

タマネギの抗菌・抗ウイルス作用は、黄色ブドウ球菌やジフテリア菌を殺菌するほどパワフル。タマネギの抽出成分は、抗菌剤や害虫駆除剤にも使われています。

かぜの予防効果も大。ウイルスの入り口は鼻と口なので、タマネギ氷を毎日食べているとウイルスのバリアができて、かぜをひきにくくなります。**ノドがよくイガイガ**

### セキに効く! タマネギ氷うがい

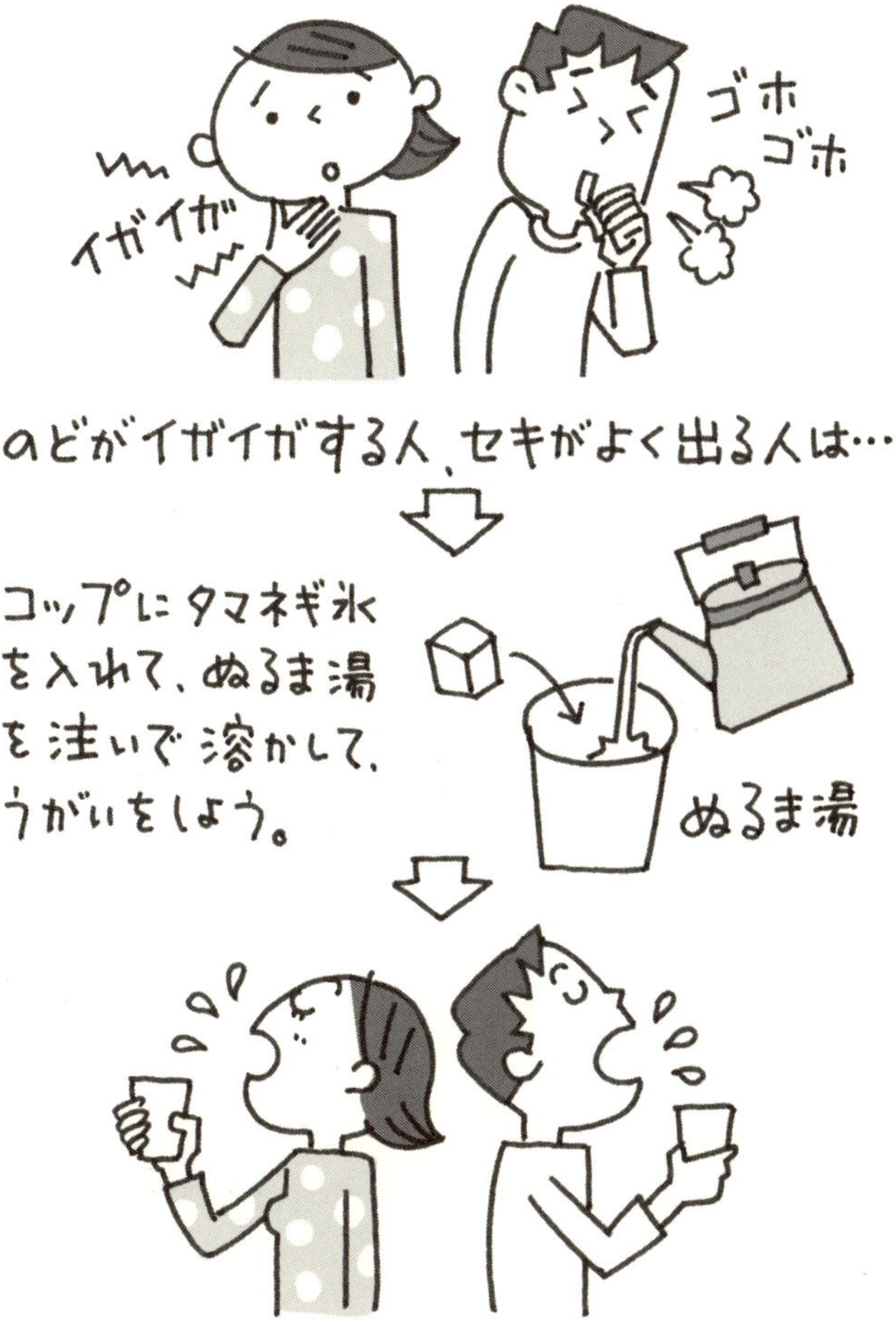
イガイガ
ゴホゴホ
のどがイガイガする人、セキがよく出る人は…
コップにタマネギ氷を入れて、ぬるま湯を注いで溶かして、うがいをしよう。
ぬるま湯

**したり、セキの出やすい人は、タマネギ氷にぬるま湯を注いで溶かして、1日に何度かうがいをしてみてください。**

またかぜぎみで熱っぽいときは、タマネギの「代謝を上げる力」を借りましょう。寝る前に、タマネギ氷を加えてアツアツに温めたみそ汁やポタージュ、ホットミルクを飲んですぐベッドに入ります。よく汗が出て熱が下がり、ぐっすり眠れます。おろしショウガも加えると、さらに効果的です。

その11

## 世界各地に伝わる、タマネギの安眠伝説

**不眠、頭痛をいやす**

イギリスをはじめ、世界各地に「枕元にタマネギを置いて寝ると、よく眠れる」というい伝えがあります。

これはタマネギのイオウ化合成分にストレスをなだめ、気持ちを穏やかにする働き

があるから。またタマネギのビタミン$B_1$には神経の働きを正常に保ち、神経をしずめて不眠を遠ざける働きがあります。

どちらの成分も、加熱しても効果は変わりません。体が温まって血行がよくなると、その熱が引くときに脳がクールダウンして、スムーズに眠れます。

牛乳にも神経をなだめる作用があるので、**寝る前に、牛乳にタマネギ氷を加えて温めて、ゆっくり飲んでみてください。**ほんの少し、ウイスキーやブランデーをたらすのもいいでしょう。

枕元にタマネギを置いて寝るのも試

**不眠、頭痛に効く！タマネギ氷＋牛乳**

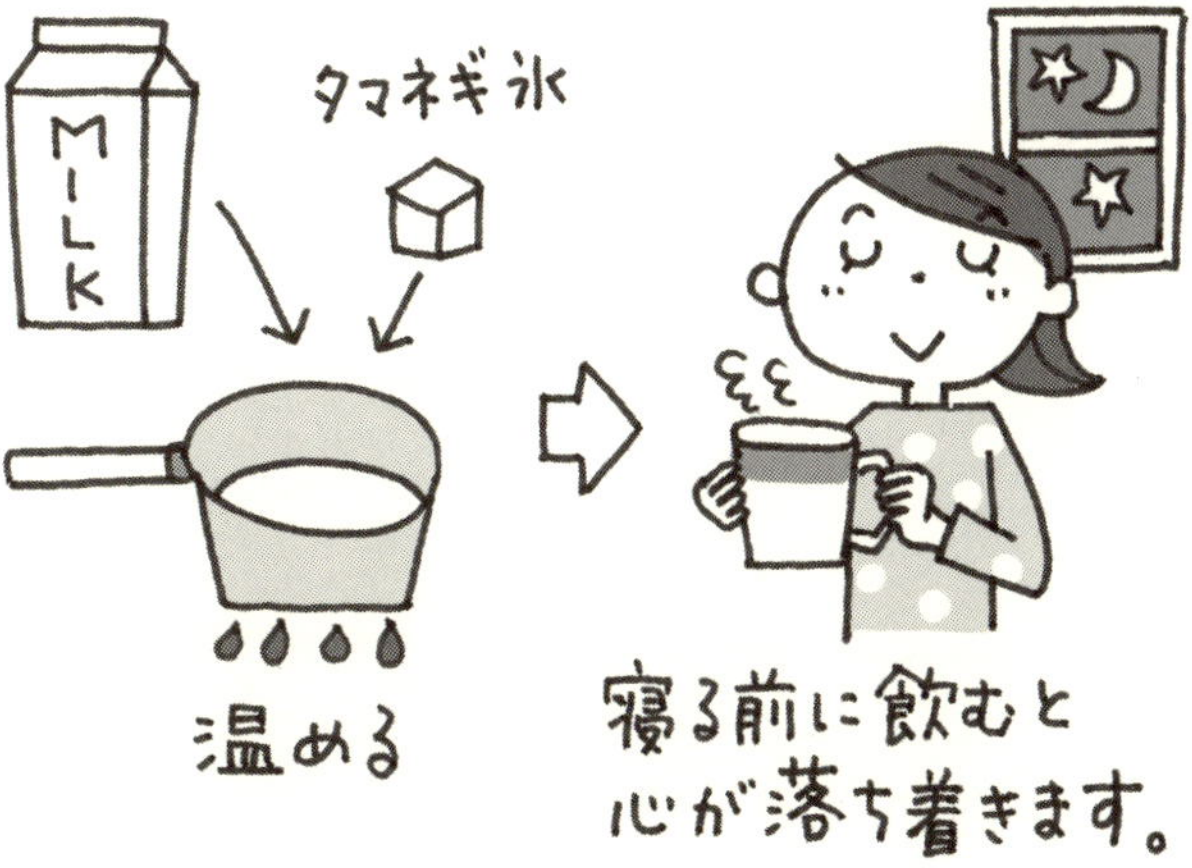
MILK
タマネギ氷
温める
寝る前に飲むと
心が落ち着きます。

して、効果を比べてみてもいいですね。

ストレスが多かったり、イライラ、クヨクヨしやすい性格で「頭痛もち」の人も、ホットタマネギミルクでラクになるかもしれません。試してみてください。

その12

### 花粉症、アトピー、鼻炎を抑える

## アレルギー症状をラクにする「抗ヒスタミン」パワー

日本人の国民病になりつつある、花粉症、アトピー性皮膚炎、アレルギー性鼻炎、ぜんそくなどのアレルギー疾患。体内に、ヒスタミンという生理活性物質が大量に発生することが直接の原因になります。

アレルギー症状の改善には「抗ヒスタミン」成分が使われますが、タマネギのポリフェノール成分、ケルセチンには、「高い抗ヒスタミン効果」「炎症をしずめる」と、アレルギー症状に効く効果がダブルで含まれています。

タマネギに抗ぜんそく作用があることを証明したのはドイツの研究者、ドルシュ氏ら。動物とヒト、両方の実験で、**タマネギ抽出物が気管支ぜんそくの誘発物質を抑えること**を確認しています。

## ヨーロッパでは「タマネギは花粉症の薬」

ポリフェノールは植物が自分を守るために分泌する成分なので、もともと抗菌作用を備えています。中でもタマネギは、極寒にも日照りにも強く、害虫や病気を寄せつけないから農薬はほとんど不要、狭い場所でも大きく結球して確実に収穫でき、連作も平気……という、とびきりタフな野菜です。

**タマネギに含まれるケルセチンもとびきり強力で、鼻や目、のどの炎症を抑える作用が高く、**ヨーロッパではタマネギの花粉症への効果が、正式に認められています。

花粉症やアトピーに悩んでいる人は、今日からタマネギ氷を食べてみてください。

その13

## 食欲増進、消化促進

# タマネギでステーキ肉をやわらかく

パイナップルやキウイに含まれる酵素がタンパク質の分解に働くことは、よく知られています。タマネギのイオウ化合成分、アリシンのタンパク質分解（消化促進）作用も、とても強力。こういうメニューがあります。

**帝国ホテルのシェフが考えた、シャリアピンステーキ。**タマネギのすりおろしを牛肉にもみ込んでしばらくおき、焼くときにはタマネギのみじん切りを炒め合わせることで、とろけるほどやわらかくおいしいステーキにする調理法です。

またアリシンは、胃液の分泌をうながして食欲を高めます。よく食べて、ちゃんと消化して栄養素をしっかり吸収することが、健康の第一歩。

特にお肉を食べるときは、タマネギ氷を忘れずに。

その14

### 骨粗しょう症を予防

## 寝たきりを招く「骨スカスカ」をタマネギがブロック

若いのに骨がスカスカな「骨年寄り」が、特に女性に増えています。

正式な病名は「骨粗しょう症」。骨には骨を壊す細胞（破骨細胞）と、骨を作る細胞（骨芽細胞）があって、破壊と再生の新陳代謝が繰り返されています。骨粗しょう症は、骨細胞の再生が追いつかず、骨が軽石のようにスカスカになっていく症状。

加齢、運動不足、過激なダイエットによる栄養失調、ホルモンバランスの乱れなどが引き金になります。骨粗しょう症が進むと、足のつけ根の大きな骨もかんたんに折れて、そのまま寝たきりから認知症になるケースもとても多いんです。

タマネギは、骨のお助け神。「ラットに1日1gのタマネギを4週間与えたら、骨のミネラル量が25%アップした」などの、目覚ましい活骨効果が認められています。

水溶性成分のγ―グルタミルペプチドが骨を壊す細胞の働きを抑えて、骨がスカスカになるのを防いでくれることがわかっています。熱に強い成分です。

タマネギ氷で骨を元気に保ちましょう。

COLUMN

# タマネギの知恵袋

## 新鮮でよいタマネギの見分け方

- 頭の部分がやわらかくなっていない。
- 芽が出ていない。
- 茶色い薄皮にツヤがあり、パリッと乾いている。

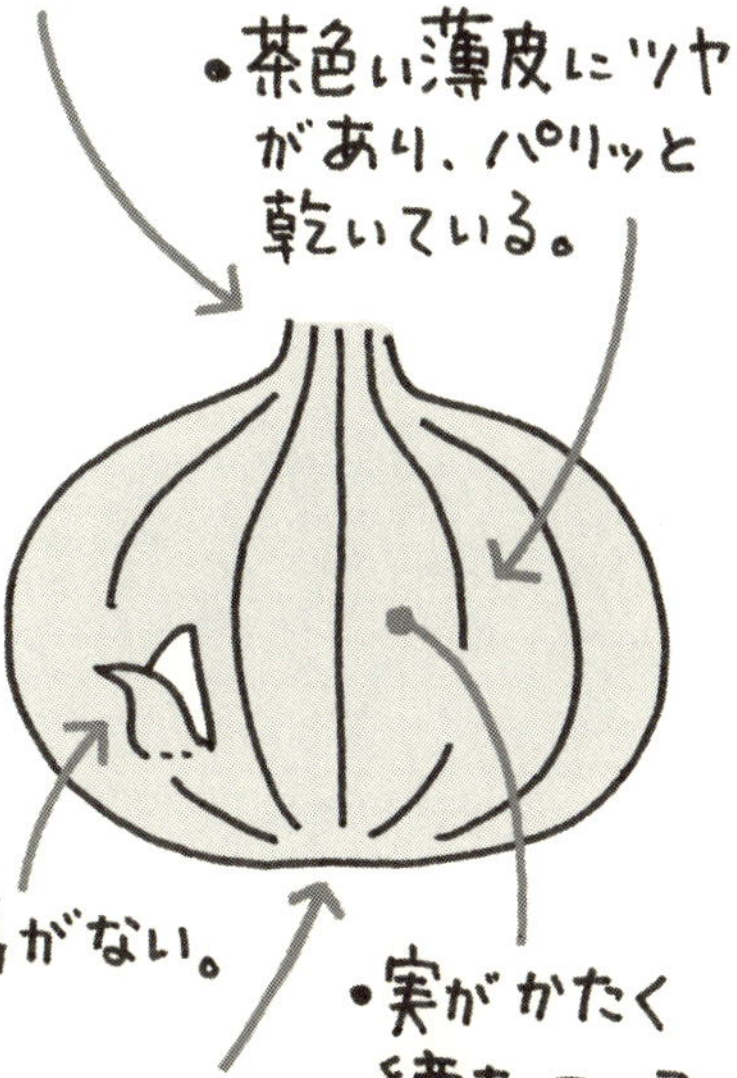

- 傷がない。
- 根の切り口がみずみずしく、新鮮。
- 実がかたく締まっていてずっしりしている。

**［旬は、年中！］**

タマネギは長期間、貯蔵ができるので「旬」は1年中。出回る量が比較的多いのは春と秋です。都府県産は秋まき栽培で、5月から出荷。北海道産は春まき栽培で、出荷は9～10月から。北海道では8～10月にタマネギを収穫したあと、低温貯蔵施設で保管して、翌年4月まで出荷されます。都府県産も冷蔵することによって、翌年の3月まで出荷されます。3～4月には新タマネギが出荷されます。

**［タマネギの保存］**

タマネギの保存のいちばんのポイントは「蒸れないようにする」こと。湿気の多いところに置くと、すぐ根が出てきて風味も落ち、傷みやすいのです。

風通しのよい涼しい冷暗所で、常温保存するのが鉄則です。ネットなどに入れてつるしておくか、通気性のよいカゴなどに入れて保存します。

4月前後に出回る新タマネギは、水分が多いので傷みやすく、鮮度や風味が落ちやすいので、冷蔵庫の野菜室で保存して早めに使い切ることをおすすめします。

Chapter 2

病気に効いた! やせた! 喜び体験談

# 私のタマネギ氷活用法

# 「15年以上、苦しみ続けた糖尿病がタマネギ氷で治った」

M・Aさん　56歳　病院経営者

村上祥子先生は、15年以上もわずらっていた糖尿病を治してくださった命の恩人です。どれだけ感謝してもしきれません。

自分で病院を経営し、夫は医者なのに、300を超える血糖値をどうしても下げることができませんでした。

どんなにインシュリン注射を打ち、薬を飲んでも、血糖値の乱高下がひどくなるばかり。いつも体がだるく、のどが渇いて、イライラしてしょうがない。ささいなことでも気になり、落ち込んでいました。

糖尿病は血液の中に、たくさんのブドウ糖が余ってしまう、こわい病気です。血液が砂糖水のようにトロッとして流れが悪くなるので、長くわずらうと、死と隣り合わせの心筋こうそく、脳こうそく、腎症などにつながり、がんのリスクも高くなります。「壊死」といって足が腐っていき、切断しなければならないこともあります。

腎透析や車椅子の生活で苦労される糖尿病の患者さんもたくさん存じているので、もう必死でした。カロリー制限をしたり、運動したり、「糖尿病にはこれが効く」と聞いたことはすべてやってみましたが、よくなりませんでした。

村上先生の『糖尿病のための絶対おいしい献立』（ブックマン社）を拝読し、本当にかんたんでおいしそうなので、病院のメニューに取り入れたくて相談にうかがいました。気さくな先生に、自分の糖尿病の悩みも洗いざらい聞いていただきました。すると「糖尿病にはタマネギがよく効くんですよ。1日たった50ｇでいいの。毎日手軽に確実に摂れる、タマネギ氷を考案したのでお送りしますね」と、すぐに届けてくださったんです。

**朝晩みそ汁を飲むので、必ずタマネギ氷を入れる**ようにしました。血糖値は病院の測定器でずっと測っています。タマネギ氷の力は、想像をはるかに上回りました。

2週間で血糖値が300を超えることがなくなり、3週間で上が200を切るようになりました。そして1か月後にはついに、空腹時血糖値が100を切ったんです。15年以上も異常に高かった血糖値が、たった1か月で正常になったんです。体も気分も憑きものが落ちたようにラクになり、朝起きた瞬間、鼻歌が出るほど。狭心症の発作まで出なくなりました。手足の指が赤ムラサキ色だったのがピンク色になったのも驚きです。

現代医学よりタマネギ氷のほうが病気に効くなんて、病院経営者としては複雑な心境ですが、タマネギ氷の奇跡には、ただただ驚くばかりです。

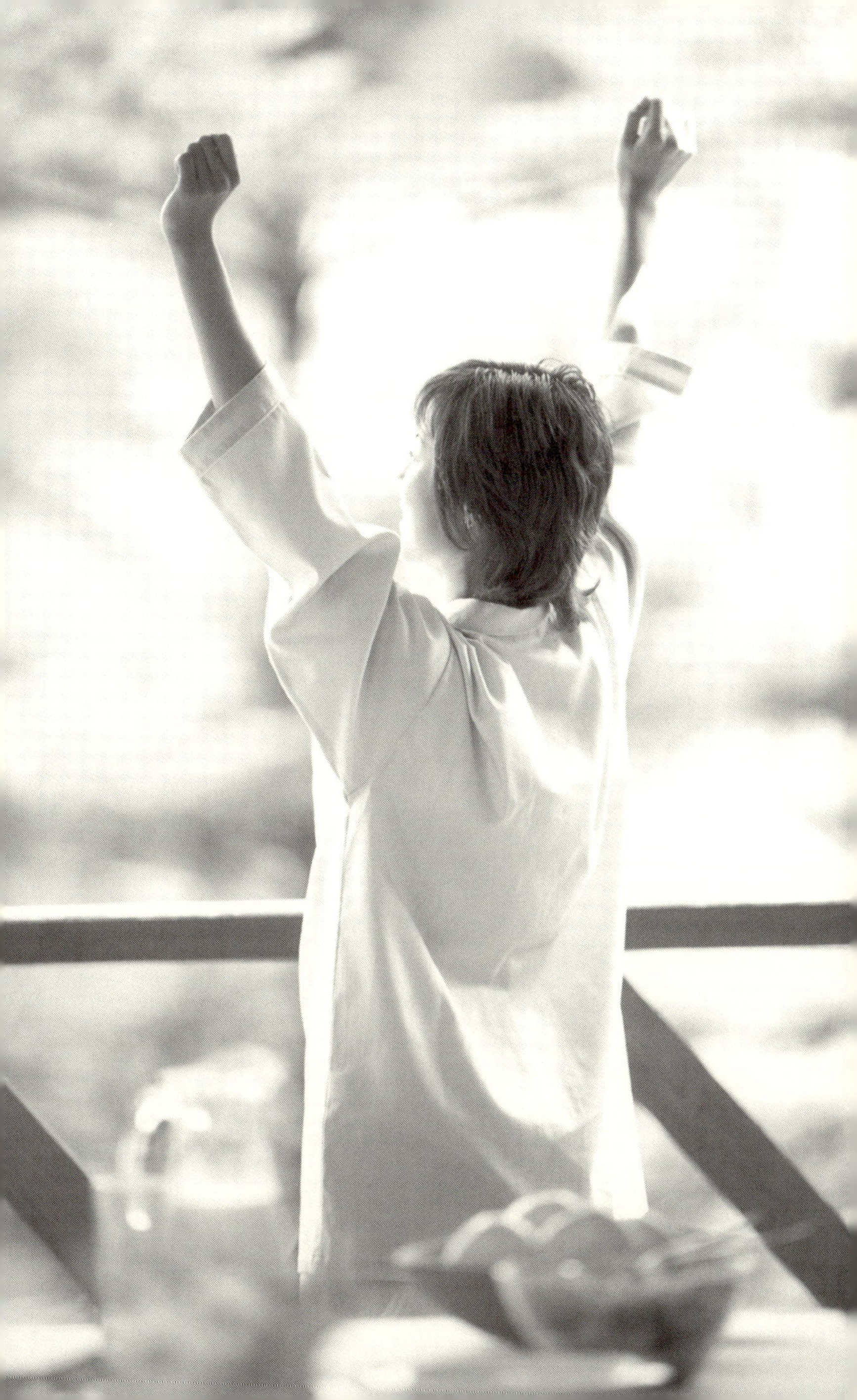

# 「おいしいから続く。〝タマみそスープ〟でラクラク、3週間で3kgやせた！」

A・Yさん　34歳　OL

おいしいものに目がなくて、和洋中華、アルコール、甘いものを問わず、飲んだり食べたりすることが、なによりの楽しみです。

それでも昔は太らなかったのに、30歳を過ぎて急におなかや二の腕がタプタプして、顔も丸くなってきました。むくみや便秘も気になります。会社でパソコンの前にいる時間が増えて、運動不足になりがちなのも問題。

とにかく3kgやせたいと思い、市販の低カロリーヌードルとか、ダイエットドリンクとか、ふすまクッキーとか、いろいろ試しました。でも、どれも「食べた」という満足感がなく、結局おやつに手を出したり、夜中に暴飲暴食したりして、逆に1kg太ってしまいました。

そんなとき、新聞と雑誌でタマネギ氷のことを知りました。タマネギは血中脂肪を減らしたり、代謝を上げてむくみをとる働きもバツグン。そして、タマネギ氷ならかんたんで、作りおきできて、みそ汁からスイーツまでなんにでも溶け込み、おいしく食べられると知って、コレだ！って。

うちに製氷皿がなかったので、100均で購入しました。

タマネギ氷は「エッ、これだけ？」って拍子ぬけするほどかんたんに作れました。インターネットで「タマみそスープ」……**タマネギ氷入りのみそ汁のことを知って「シンプルがいちばん！」と、これでやせる決心をしました。**

**性格が大ざっぱなので、朝、1日分のタマネギ氷50gを一気に食べることに。**

タマネギ氷、液みそ、豆腐、水をカップに入れて、電子レンジでチン。朝ごはんはこれだけ。3週間続けました。タマみそスープはとにかくおいしくて、おなかがジワッと温まって「腸が目覚める」カイカンがある。なんの苦もなく続けられました。

いままでは厚切りチーズトーストとかハムエッグマフィンとか、お店でしっかりモーニングを食べていたので、ざっと300kcal減。ランチと夕ごはんはいままでどおりだけど、和食中心に。あとは「なるべく階段を使う」。

これで、3週間で3kg、見事にやせました。

いちばんスッキリしたのはおなかです。毎朝、タマみそスープを飲み終わるころにはおなかから「呼び声」がするようになって、スルリと便が出るようになりました。2kgぐらいはその分が減ったんじゃないかと思います。

職場ではみんなに「小顔になった」といわれていい気分。

タマみそモーニングはそのまま続けて、あとはリバウンドに気をつけながら、食べたいものを楽しんで食べています。

こんなにおいしいダイエットは、ほかにないです。

# 「タマネギ氷4か月で、メタボと血液検査の数値がオール〝正常〟に」

S・Yさん 59歳 会社員

子どもが巣立ったとたん妻に先立たれ、54歳からひとり暮らしを始めました。朝食はナシで昼は丼もの中心。夜は飲んで帰るか、コンビニ弁当。休みの日はダラダラとゴロ寝して、食事はレトルトのカレーやカップめんですませる。タバコは吸い放題。

そんな生活を数年続けたら、体って正直ですね。

定期健診で、メタボ、軽いCOPD（中高年の喫煙者に多い、肺に炎症がおきて息切れがひどく、セキ、タンが増える病気）、血液検査はほとんどの項目が「異常」と出ました。

いかん、このままではヒサンな老後になる、とゾッとしたとき、雑誌の記事でタマネギ氷のことを知りました。生活習慣病全般に効きそうだし、冷凍庫に入れておけるから、これならやもめ暮らしでも続けられる、とピンときましたね。

でも、ミキサーも製氷皿も持ってないので「タマネギをレンジでチンして8等分に切って冷凍。毎日2切れ食べる」という、手抜き方式でいくことにしました。

**朝は汁碗にタマネギ氷とみそを入れて熱湯を注いだみそ汁を。夜はタマネギ氷をひと切れ解凍して、市販のポン酢やごまだれをかけて食べる。**

あと、外食は栄養のバランスのよさそうな定食などを選ぶ。飲むときは野菜も食べる。タバコはいままでの半分に。休みの日は散歩でいいから運動する……。

真剣に生活改善ルールを考えて、実践しました。

タマネギ氷を食べ出してすぐ、ピタッと止まったのがセキです。かぜが2か月も尾を引いて、コホコホとよくセキ込んでいたのが、数日で完治しました。いま思えば、あのセキはCOPDの症状だったのかもしれません。

さらにタマネギ氷開始2週間ぐらいで、腹回りがベルトの穴ひとつ分、細くなりました。丼ものをやめたり、よく歩くようにしたりと相乗効果もあったと思います。

人間の体の細胞は3か月で入れ替わる、ってお医者さんに聞いたことがあります。タマネギ氷を食べ出して3か月後に、かかりつけの内科で検査してもらったら、ホントに体の中が別人になってましたよ。

メタボだった腹囲は正常値。血糖値も、中性脂肪も、LDLコレステロールも、血圧も正常値。COPDも改善。オール5をもらえたんです。

タマネギ氷の効き目はまさに衝撃的で、人生が一変しました。

最近は「男の料理教室」に参加したり、テニスを始めたり、前向きな自分に、自分でビックリですよ。

食べもので、人間、性格まで変わっちゃうんですね。

# 「娘の助言で、薬を飲まずにタマネギ氷で血圧をコントロール」

**F・Iさん　67歳　パートタイマー**

元気がとり柄の67歳。まだパートの仕事を続けているんですけど、メーカーの「お客様相談室」の電話を受ける係になってから、頭がフラつくようになりました。カンカンに怒っているお客様は最年長の私に回ってくるので、電話口でしょっちゅうどなられます。「それがストレスになってるのかも」と思い、漢方薬局に行ってみました。

血圧計があったので計ってみたら、上が174、下が97。「高血圧です。病院に行ったら、降圧剤での治療をすすめられるでしょう」といわれました。

お怒りの電話で血圧が上がったんですね。漢方薬にも血圧に働きかけるものがある、と聞いたけど、血圧の薬は、飲み始めたら一生モノっていうじゃないですか。

いったん家に戻り、栄養士をしている娘に相談したら、薬は飲まないほうがいいといわれました。「年をとると血管がかたくなって、体のすみずみまで血が通いにくくなる。だから体は血圧を上げて血を通わせるのよ。年寄りが薬で無理に血圧を下げると、老化が早まってボケるよ。自然のものがいいよ。タマネギが効くらしいよ」って。

年寄り扱いされてムッとしましたが、話には納得しました。テレビでも「タマネギを食べると血圧が下がる」という特集をやっていたのを思い出して、**1週間、夕食に毎日、タマネギをたっぷり入れた野菜炒めを食べてみました。**

家庭用の血圧計を買って計ったら、1週間で上下とも10ずつ下がったんです。タマネギの、血圧を下げる作用は確かだとわかりました。

だけど、1週間食べ続けたら、しばらくタマネギはいいや、という感じ。あきずに続ける方法をあれこれ考えているとき、タマネギ氷のことを知り、「これがいつも冷凍庫にあれば続けられる」と思いました。

棚の奥からミキサーと製氷皿をひっぱり出してきてタマネギ氷を作り、いろんな食べもの、飲みものに入れてみました。
**ジュース、みそ汁、卵かけごはん、チャーハン、納豆、ホットミルク、ドレッシング、マヨネーズ、カップめん、カップ塩麹スープ、サバのみそ煮缶詰、レトルトカレー、卵焼き、マーボ豆腐、ヨーグルト……。**

どれも甘みやコクが増して、イケましたよ。インスタント食品も、タマネギ氷が加わると塩分がやわらぐ感じで、これはいいと思いました。

タマネギ氷って、安いのもいいですよね。効きそうな健康食品はどれも、1か月分5千円ぐらいするじゃないですか。うちの近くに農家の直売所があって、タマネギは年中、4個100円なんです。1日1／4個ってことは、4個で半月分はあります。1か月200円で血圧が下がるんですから、みんなに教えたいですよね。

それに、これは娘の受け売りですが、タマネギは薬と違って血管を若く、血液をサラサラにするから、認知症も遠ざかるそうですよ。

最近はお客様にどなられても、うまく応対できるようになりました。頭もフラつかないですね。100歳まで元気で仕事を続けることが生きがいです。

# 「タマネギ氷＋ショウガとスクワットで体温が1度アップ。お肌もつるつる」

**K・Mさん　24歳　美容師**

子どものころから寒がりで「手が冷たいねえ」といわれていました。美容師になったら、サロンのエアコンの温度は冬も夏も低め。夏の冷房は特につらいけど、腰に毛布を巻いたりするわけにはいかない仕事でしょう。特にみぞおちから下がしんしんと冷えて、足はゾウさんみたいにむくむし、生理は不順で生理痛もひどいし、便秘も3日出ないのは当たり前。

好きな人ができて、将来は赤ちゃんもほしいなと思い、体質改善のことを、マジメに考えるようになりました。厚着をしすぎると、体を甘やかしてかえって冷えやすくなること。血流をよくして体の内側から体温を上げていかないと、冷え性は治らないことがわかりました。

そこで、トイレに行ったら必ずスクワットをして、まずストレッチで血流改善計画をスタート。そして**代謝を上げるタマネギ氷と、体を温めるショウガ紅茶をブレンドした特製ホットドリンク**を、真空ポットに入れて持ち歩くことにしました。

タマネギ氷とショウガって、味の相性がすごくいいんですよ。ショウガの辛さをタマネギ氷の甘みがやわらげてくれて。だから家で作るスープやホットミルクにも、タマネギ氷とショウガをセットで、マメに入れるようにしました。

そしてビックリ。人間の体温って、わりとかんたんに上がるんですね。

あんまり体が冷えるので、体温はよく計っていました。私の平熱は学生時代からずっと、35・6度ぐらい。

それが温め作戦を始めたら、みるみる体温が上がって、1か月後には36・5度前後になったんです。体温が1度も上がるなんて、想像もしませんでした。

あとスクワットのときも、特製ドリンクを飲むときも、おなかがすっごくポカポカして気持ちいいんです。お通じの回数も驚異的に多くなって、1日1回どころか、2

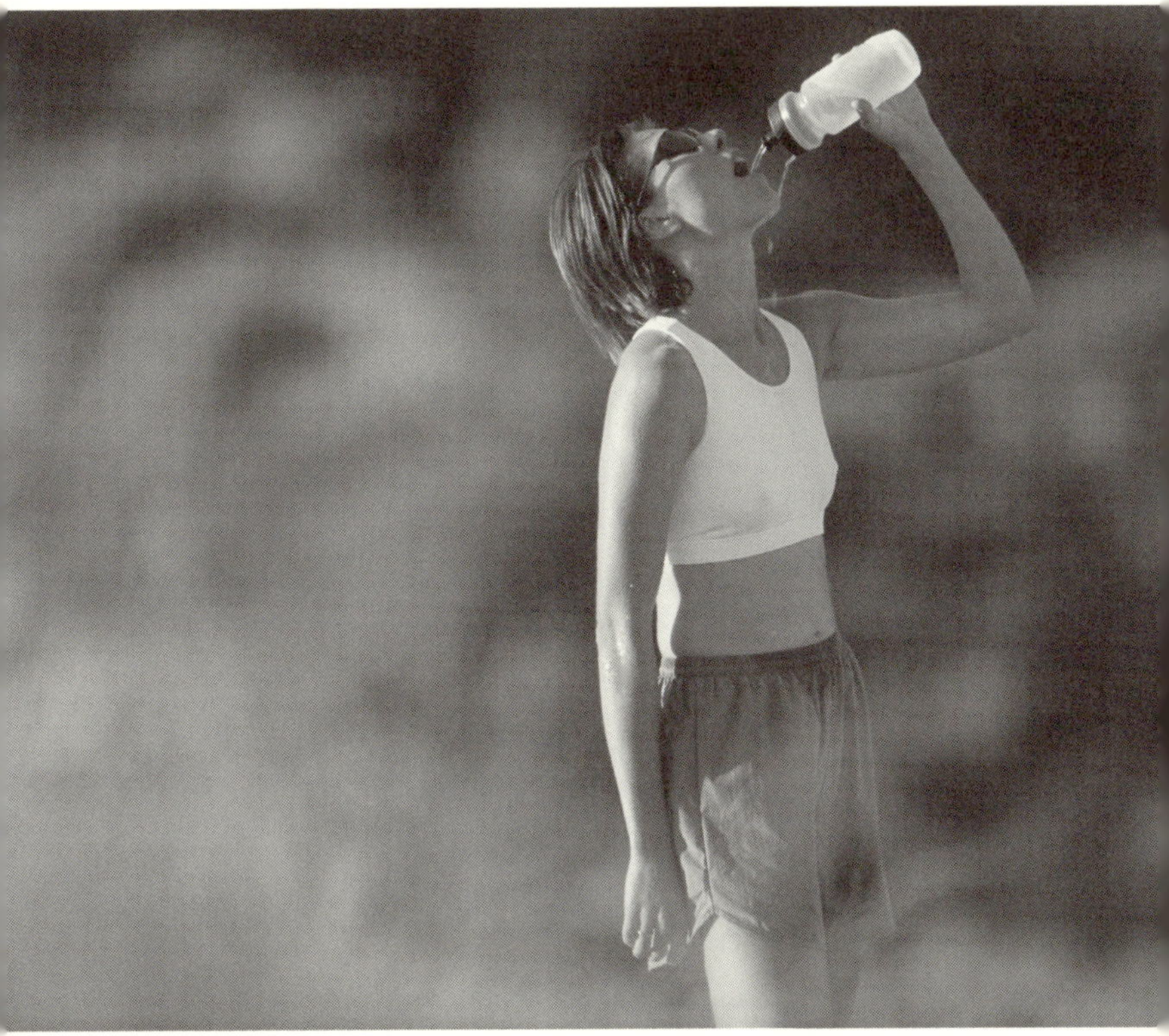

回も3回も便通がある日も。どれだけ代謝がよくなったんだろう。

生理も28日周期でくるようになりました。生理痛はときどきあるけど、特製ドリンクを飲んでおなかをさすると、ラクになります。

血行がよくなったら顔色が明るくなって、彼には「色が白くなったんじゃない？」といわれました。前はおふろ上がりも顔が青白くてカサカサした感じだったんですが、いまはほっぺがポッと桜色になってお肌つるつる。うれしいです。

スクワット、タマネギ氷、ショウガの3点セット、これからもずっと続けたいと思っています。

# 「タマネギ氷の〝大人食い〟で、恒例の夏かぜをクリア」

M・Kさん 32歳 主婦

ふたり目の子どもを出産したあと、原因不明のじんましん、しつこいセキ、年中かぜをひく、うつ状態、と心身がガタガタになり、流産も経験しました。

こんなことでは子どもたちをちゃんと育てられない、と悩んでいたとき、タマネギとニンニクの抗菌パワーがすごくて、病原菌やウイルスを退治することを、テレビの情報番組で知りました。

ニンニクはお口のニオイが気になるし、味も強烈だから、そんなにたくさんは食べられない。でも、タマネギなら加熱すれば甘くなっていくらでも食べられるし、ニオイも気にならないですよね。

そんなとき、タマネギ氷のことを新聞で知って、一度にいっぱい作って冷凍しておけるのがいいなと思いました。グリーンスムージーを毎朝作るので、ミキサーはいつもキッチンに出してあります。最初にタマネギ氷ができあがったとき「なんてきれいなんだろう」とみとれてしまいました。半透明で淡い黄色で、とってもおしゃれだったんです。

そして1日50gにこだわらず、料理にポイポイ気軽に入れて、毎日いっぱい食べることにしました。

**まず朝のスムージーに1個。ヨーグルトにはジャムと混ぜてかける。サラダドレッシングにも、おやつのホットケーキのたねにも、オムレツ、ラーメンのつゆ、パスタソース、炒めもの、なんにでも1個。**子どもたちもタマネギが入っているとは全く気づかず、喜んで食べてくれます。

村上先生のブログに**「ごはんに炊き込んでもおいしい」**と書いてあったので、具は入れないで、お水をちょっと減らしてタマネギ氷を入れて炊いてみたら、洋風おかずに合うオニオンライスが完成。

天然のうまみ調味料として大活躍のタマネギ氷です。

タマネギ氷メニューをいろいろと毎日楽しんでいるうちに、1か月ほどでじんましんもセキも出なくなり、体調がいいから気持ちも明るくなって、どんよりしていた自分がうそみたいです。

毎年必ず、夏には親子で冬よりひどいかぜをひいて、高熱を出して寝込んでいたのに、今年はひとりも何ごともなくクリアしました。

このタマネギ氷マジックを、ひとりでも多くの人に体験してほしいです。おいしいので、多めの〝大人食い〟をおすすめします。ゼッタイ元気になりますよ！

# 氷活用法&効果」まとめ

case 1 M・Aさん
56歳 女性

悩み **糖尿病**

朝晩、みそ汁に1個ずつ入れて飲む

↓

効果 **2週間で血糖値が改善し、1か月で正常値に**

case 2 A・Yさん
34歳 女性

悩み **肥満**

毎朝、みそ汁に2個ずつ入れて飲む

↓

効果 **3週間で3kg減、小顔にも**

case 3 S・Yさん
59歳 男性

悩み **メタボ、COPD**(67P参照)

朝は汁椀に1個入れ、夜は1個解凍してポン酢、ごまだれをかけて食べる

↓

効果 **COPDが改善。ポッコリおなかがベルトひとつ分細くなった**

case 4 F・Iさん
67歳 女性

悩み **高血圧**

毎日、夕食にタマネギたっぷりの野菜炒めを食べる

効果 **1週間で血圧が上下10ずつ下がる**

case 5 K・Mさん
24歳 女性

悩み **冷え性**

タマネギ氷+ショウガ紅茶をブレンドしたホットドリンクを毎日飲む

効果 **1か月で体温が35.6度から36.5度に上昇。便秘が解消。生理周期も安定。**

case 6 M・Kさん
32歳 女性

悩み **じんましん、セキ、うつ**

毎朝、スムージーに1個入れ、そのほかヨーグルトにかけたり、サラダ、ホットケーキ、オムレツ、パスタソースなどに活用。ごはんと一緒に炊き込むことも

効果 **1か月でじんましん、セキ、ストレスが解消**

COLUMN

# タマネギの知恵袋

## 泣かないでタマネギを切る方法

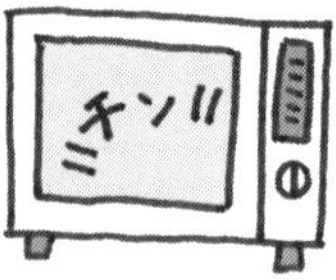


・電子レンジなどで加熱してから切る。

・冷蔵庫で冷やしてから切る。
（刺激成分は、タマネギの温度が15～25度くらいの時にいちばん活性化する）

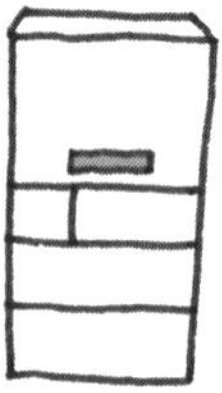

・細胞をなるべく壊さないよう、繊維の縦の線に沿って切る。

・タマネギの上下を切って水に放してから、続きを切る。

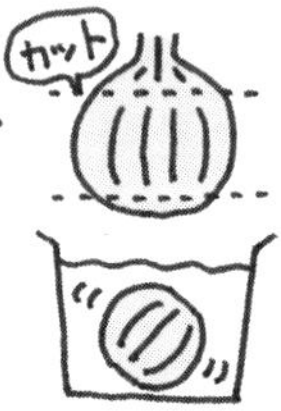


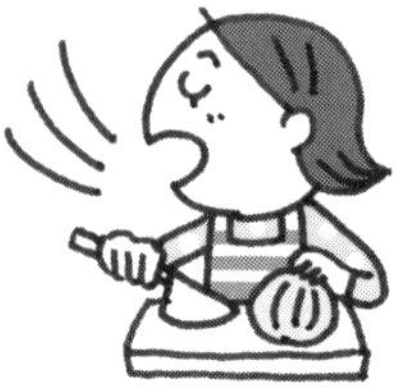

・口で大きく呼吸して、刺激成分が鼻に入るのをガードする。

・よく切れる包丁で切る。

**［タマネギは球根？ 茎？ 正解は……］**

タマネギは球根？ 茎？ そのほか？ というクイズがよく出題されます。

タマネギはネギ類の一種で、苗のときはネギとそっくり。でも、成長すると葉のいちばん下の部分がふくらんで、玉状になります。ウロコが重なったような形なので「鱗茎（りんけい）」と呼ばれるこの部分を、私たちは食べています。

タマネギを縦に切ると、下の部分に芯が見えます。このかたい部分が茎。タマネギの玉は、茎から出た葉が形を変えたものなのです。

つまりタマネギは「葉」が正解。分類としては「葉菜」とされることも、「茎菜」とされることもあります。

タマネギのように鱗茎を食べる野菜を「鱗茎菜」として分類することもあり、ラッキョウ、ニンニク、エシャロット、ユリ根などが同じ仲間になります。

**［おばあちゃんの知恵袋　タマネギ湿布］**

肩こり…おろしタマネギ、おろしショウガ、みそを混ぜて患部に湿布すると効く、といい伝えられています。

筋肉疲労…おろしたタマネギ、大根、ショウガを同量ずつ混ぜて、小麦粉を加えて練ったものを患部に湿布すると効く、といい伝えられています。

# Chapter 3

# これがタマネギ氷の5大威力！

便利！ おいしい！ 続けられる！

## *01* かんたん！　料理が苦手でもこれならできる

丸ごと電子レンジで加熱したタマネギを、水分を足し、ミキサーでペースト状に。冷めたら製氷皿に流して凍らせる（第４章でくわしい作り方をご紹介します）。

たったこれだけでタマネギ氷が完成。**２か月もちます。**製氷皿がなければ、バットで凍らせて包丁で切り分けて。**凍らせずに冷蔵庫に入れておいても、１週間もちます。**

涙をポロポロ流しながら細かくスライスしたり、何十分もかけて炒めたりする必要は、一切ありません。だれでも失敗なく作ることができます。

ミキサーが家にないけど、タマネギ氷の効果を試してみたい。そんな場合は「スライスタマネギ氷」でもＯＫ。**同じように丸ごと加熱したタマネギを食べやすく切って、**

**そのままフリージング袋に入れて凍らせるだけです。**
みそ汁、スープ、野菜炒め、カレー、肉じゃが、親子丼、酢豚などに、必要な分だけ使えて重宝です。

## 02 続けやすい! 計らなくても、ちゃんと摂れる

生のタマネギはひとつひとつ大きさが違うし、傷などもあるので、そのたびに計らないと「1日50g」の目安がわかりにくい。

タマネギ氷は、量がすごくわかりやすいです。

**1個=生のタマネギ25g分。**
**1個25g×2個=50gで1日分。**
**朝に2個食べてもいいし、朝と夜に1個ずつ食べてもいい。食べ方は自由です。**

1日に2個食べると、糖尿病や高血圧、肥満の予防・改善をはじめ、健康でいるた

めに必要な量（50ｇ）になるので、毎回計らなくても食べる量がわかります。

計量の手間が省けて、とても便利。

スライスタマネギ氷も、1個を8等分すると1切れがほぼ25ｇなので検討がつきやすい。「カレースプーンにのる量が25ｇ」など、ひと目で分量がわかるように目安を決めておくといいでしょう。

もちろん少なめよりは多めにタマネギ氷を摂ったほうが、健康効果がアップします。

## 1日の分量がひと目でわかる

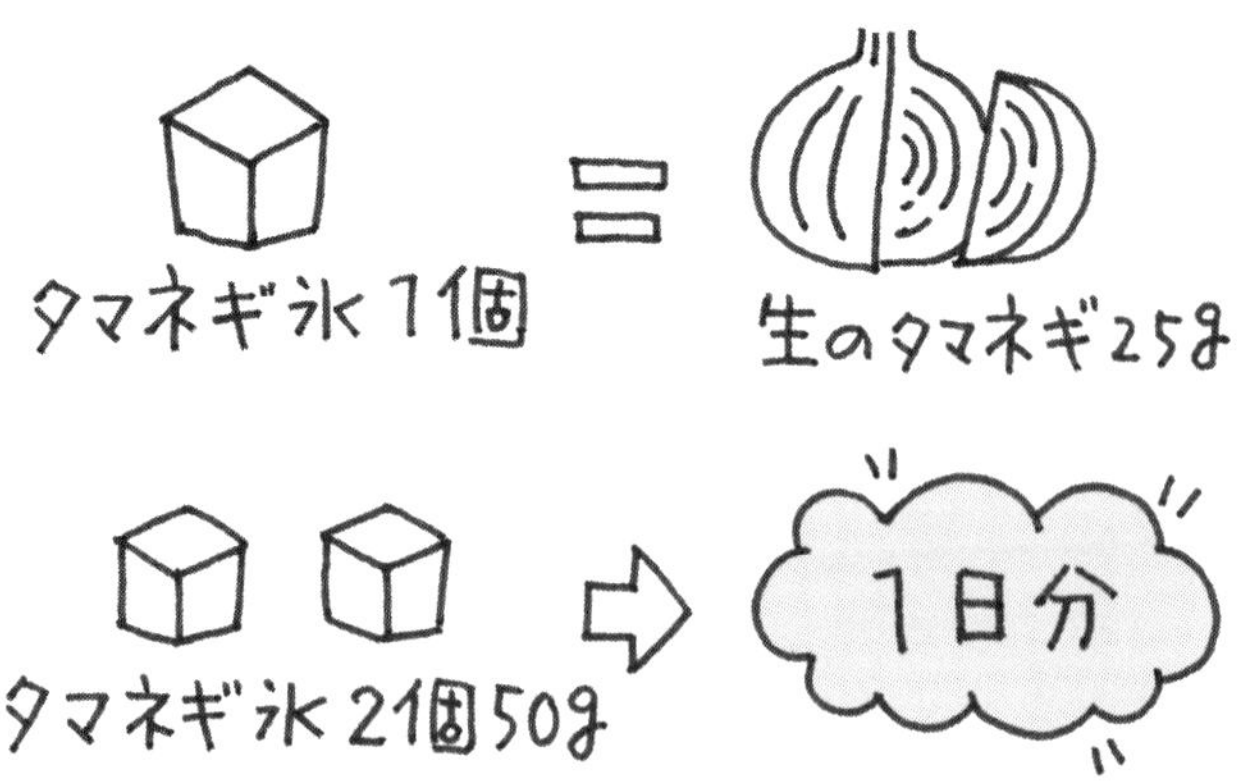

# 03 安い! 1週間分100円前後

健康食品やサプリメントで天然成分を多く使っているものは、とても高価です。


いつも買うタマネギ中玉は、1個おいくらぐらいですか?

4個200円なら1個50円。

タマネギ氷1日分1/4個(50g)は、10円台。

**1週間分、わずか100円前後です。**


タマネギにはダイエットから糖尿病や脳こうそくやがんの予防まで、これほどすごい健康効果が認められているのに、本当にありがたいプチプライスですね。

健康パワーは世界最強クラス、お値段は世界一リーズナブル。

一生続ける健康食品は、こうでなければ!

04

## おいしい！　どんな料理にも合い、減塩効果も

タマネギ氷は、おいしいです。

タマネギには必須アミノ酸がパーフェクトに含まれ、加熱すると「西洋のかつおぶし」と呼ばれるほど上品なうまみと、甘味が引き出されます。

しかもクセがないので、ドリンクや汁ものから和洋中華のおかず、スイーツまで、どんな料理にも合います。

さらに「うまみ、甘味」効果で、塩や砂糖などの調味料を控えられます。

タマネギ氷は、タマネギを加熱してから凍らせてあるので、すごく扱いやすいです。

お椀にタマネギ氷＋みそやスープの素を入れて熱湯を注ぐだけで、温度も飲みごろのみそ汁やスープが完成。

**お鍋で煮たり炒めたりする料理には、ポンと放りこんで一緒に調理。**

## どんな料理にも合います

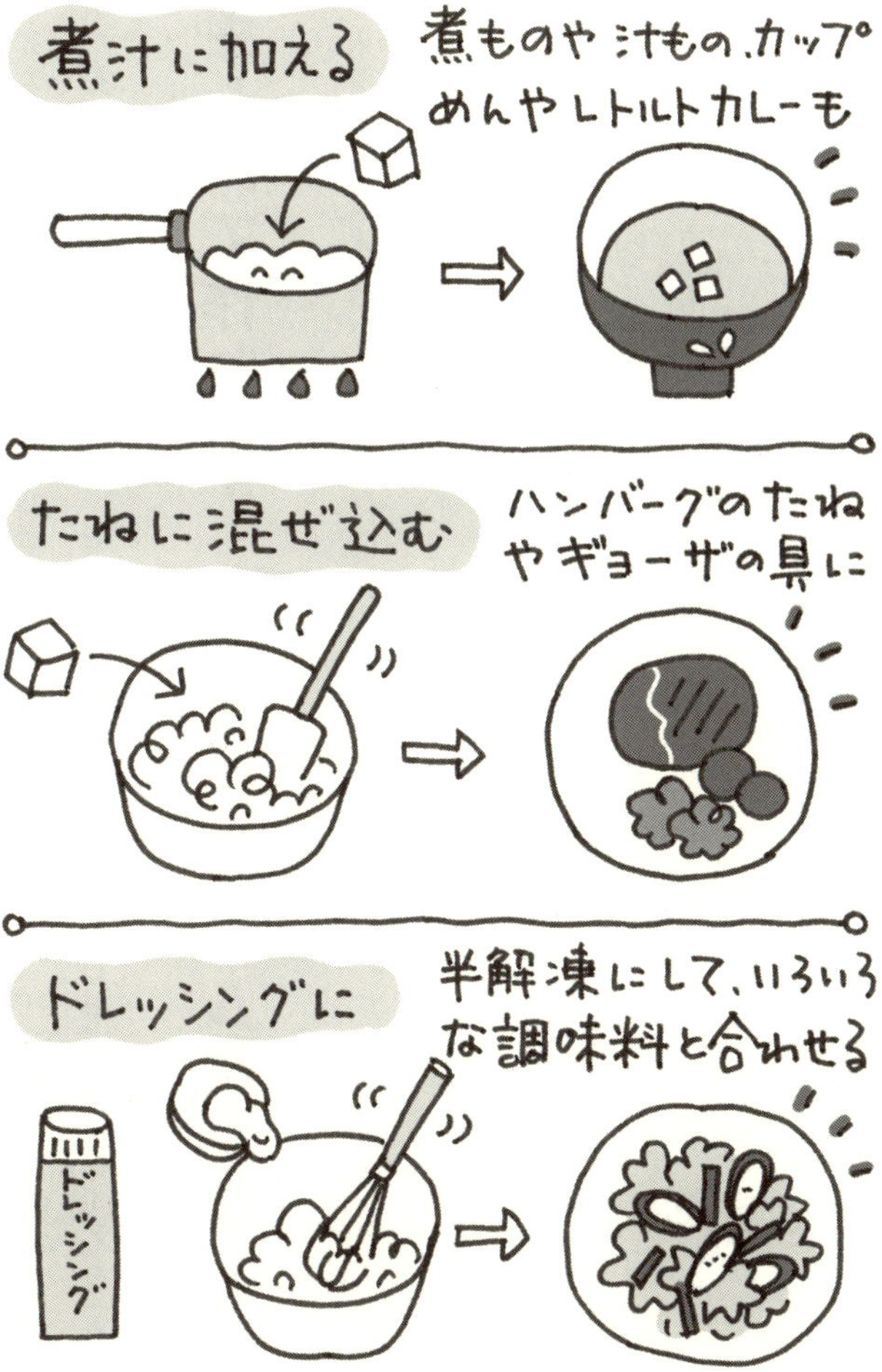
煮汁に加える
煮ものや汁もの、カップめんやレトルトカレーも
たねに混ぜ込む
ハンバーグのたねやギョーザの具に
ドレッシングに
半解凍にして、いろいろな調味料と合わせる
ドレッシング

カップめんやレトルトのカレーなら、食べる直前に入れて溶かすと、天然ビタミン、ミネラルを補給できて、添加物の解毒にも。ハンバーグやギョーザの具に混ぜたり、ソースやたれに入れたりするなら、**タマネギ氷を電子レンジで半解凍して加えます。**

## *05* まとめて作れる！ 2か月もつ！ ムダがない！

タマネギ氷は冷凍で約2か月保存ＯＫ。まとめて作っておくと、使いたいときにすぐに使えて便利です。

いままでは、生のタマネギを料理にそのたび使っていくと、最後のほうはタマネギが傷んできてムダになっていませんでしたか？

タマネギ氷には、そんな心配はまったくありません。できるだけ新鮮で安いタマネギをまとめ買い。一気に電子レンジで加熱して、冷凍庫へ。ムダなく100％使い切れます。

Chapter 4

# タマネギ氷の作り方と「タマみそスープ」

実践！ ムラカミ式タマネギ氷の作り方

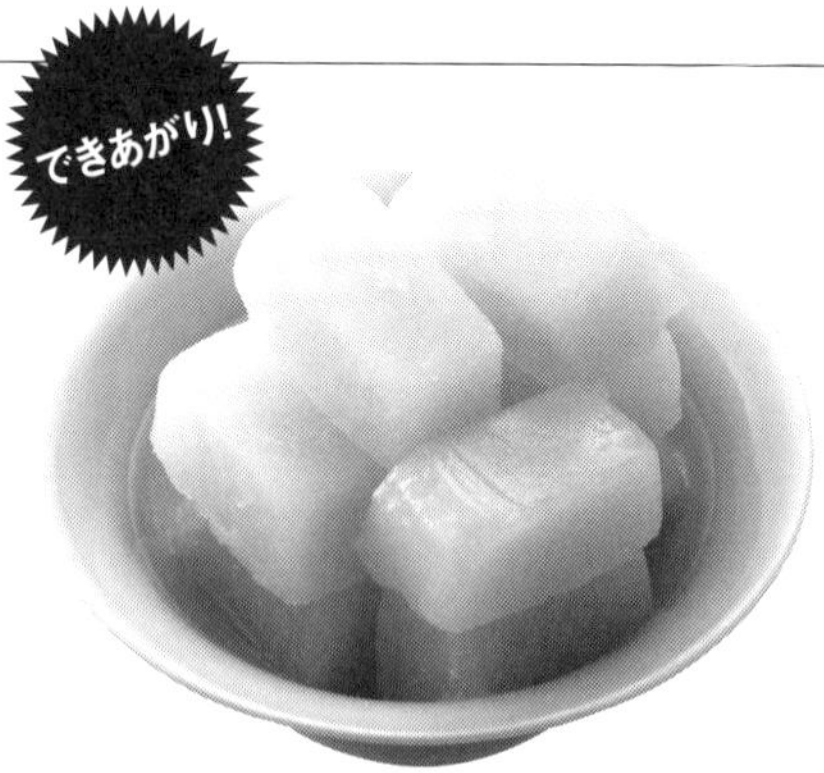


これがウワサの

# ムラカミ式タマネギ氷の作り方

●**道具**
電子レンジ、ミキサー、製氷皿2〜3枚
●**材料**（できあがり分量約1kg、製氷皿2〜3枚分）
たまねぎ…5個（正味1kg）

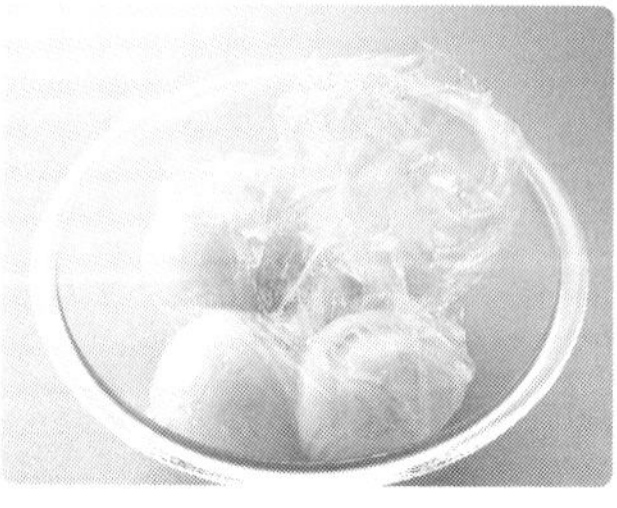

①

タマネギは皮をむき、上側は切り落とし、底の芯を包丁でくり抜く。ポリ袋に入れ、口は閉じずに耐熱皿にのせ、電子レンジ600Wで20分加熱する。
※ポリ袋の口を閉じると、破裂するので注意。

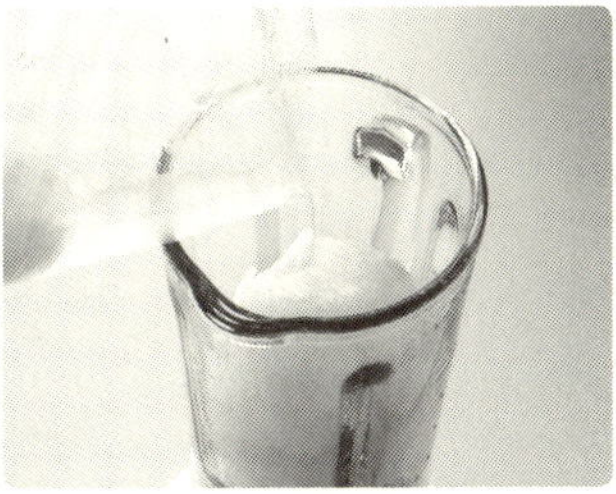

② ①をポリ袋にたまった汁ごとミキサーに移し入れる。

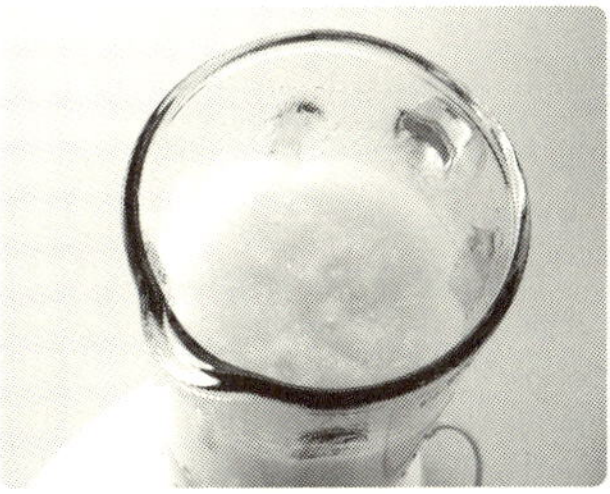

③ 水 200ml を加え、ピューレ状になるまで撹拌する。

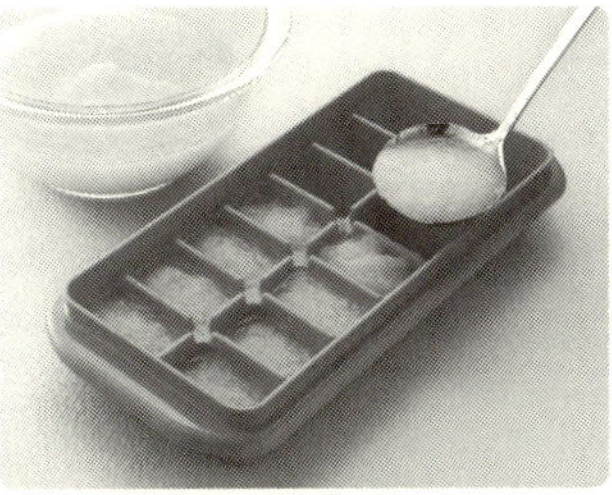

④ 製氷皿に流し入れ、ラップをかけて冷凍する。

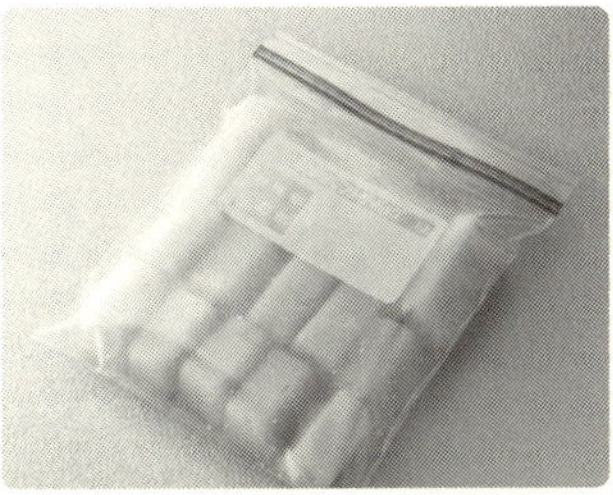

⑤ 凍ったら取り出し、ファスナーつき保存袋に入れて冷凍保存する。

**保存｜冷凍で約2か月!**

# 凍らせなくても使える、ムラカミ式タマネギ氷

1日2個＝50g食べるだけで血管が若返り、糖尿病にも高血圧にも「冷え太り」にも効果大。

毎日ラクラクおいしく、タマネギパワーを摂り入れられる、タマネギ氷の作り方は、前のページでくわしくご紹介しました。

製氷皿は、本書では、1個が約25g（25ml）になる製氷皿、EBISU　ブロックアイストレー"HOW TO" 14ブロックのもの、380円を使用しています。

タマネギ氷を作るときには、お手持ちの製氷皿の容量を確認してください。**1個が何gになるか把握しておくと「1日50g」の目安がわかります。**

製氷皿は、100円ショップでも買えます。

**製氷皿がない場合は、バットで凍らせてから25gを目安に、包丁で切り分けます。**

ミキサーでピューレ状にして水を加えたあと、凍らせないでそのまま冷蔵しても、1週間はもちます。50gで1日分。卵焼き、野菜炒め、汁もの、ドレッシング、ソースなどにうまみ調味料として使えます。

ミキサーも製氷皿もない場合は、電子レンジで加熱したタマネギを、8等分など使いやすい大きさに切って、密封できる容器や保存袋に入れて凍らせます。

# 使い方はいろいろ。タマネギ氷キッチン

**そのまま煮汁に加える**

カレー、煮つけ、スープなど煮汁の多い煮ものや汁ものに使う場合は、タマネギ氷を凍ったまま、煮汁に入れて煮溶かせばOK。

和、洋、中華、エスニック、そしてスイーツまで、どんな料理にもすっと溶け込んで、タマネギの甘み、うまみが出るのでおいしくなります。

インスタント食品や缶詰、冷凍食品などに加えると、塩分の強いもの、濃い味つけ

ののも味がマイルドになり、栄養バランスをとるのに役立ちます。

## 解凍して使う

タマネギ氷を解凍する方法は、タマネギ氷2個（50g）につき、電子レンジ600Wで1分加熱。

ほかの調味料と混ぜたり、ソースやドレッシングを作ったり、できあがった料理に加えたりなど、料理の温度を下げたくない場合は、タマネギ氷を解凍して使います。

## 半解凍して使う

タマネギ氷を半解凍する方法は、タマネギ氷2個（50g）につき、電子レンジ弱または解凍キーで1分加熱して半解凍します。

ジュース、ヨーグルト、アイスクリームなど冷たいものには、半解凍して使います。

ほかに、凍ったままゆっくり溶かして食べる方法もあります。

## 使い方はいろいろ!

### そのまま使う

カレー、煮もの、煮つけ、スープなど煮汁の多いものは、調理中に鍋に入れて煮溶かせばOK!

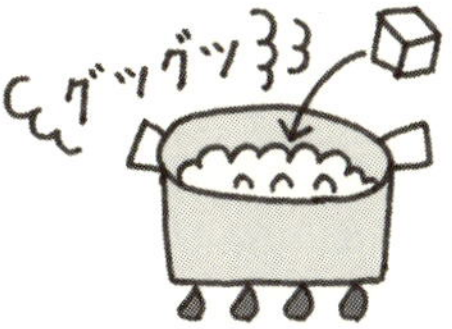


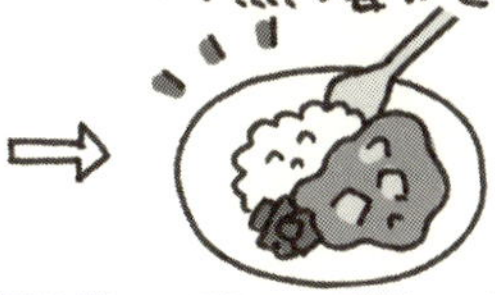

### 解凍して使う

ソースやドレッシング、温かい料理など、温度を下げたくないものに。

タマネギを解凍する方法

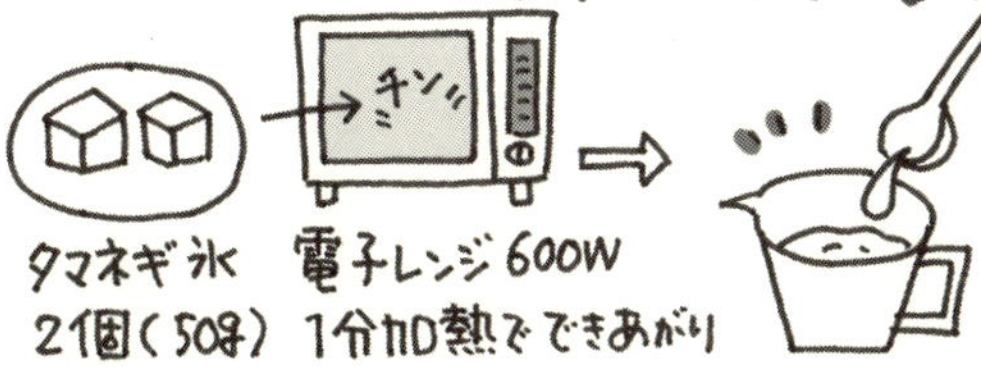


タマネギ氷
2個(50g)

電子レンジ600W
1分加熱でできあがり

### 半解凍して使う

ジュース、ヨーグルト、アイスクリームなど冷たいものに。

タマネギを半解凍する方法

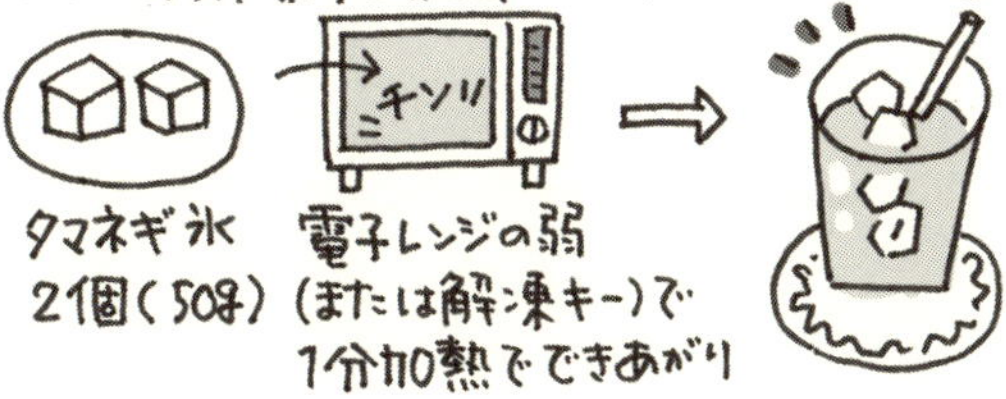


タマネギ氷
2個(50g)

電子レンジの弱
(または解凍キー)で
1分加熱でできあがり

# いますぐ使ってみよう！

・**みそ汁に**　↓１０２Pの「タマみそスープ」を参照。

・**ジュースに**　↓半解凍したタマネギ氷を、オレンジジュース、トマトジュース、グリーンスムージー、青汁などに溶かします。くせのない甘みが、どんなジュースにも合います。

・**カップめんに**　↓食べる直前にタマネギ氷を加えて溶かす。アツアツを食べたいなら、溶かしたタマネギ氷を仕上げに加えます。

・**納豆に**　↓溶かしたタマネギ氷を、納豆にプラス。やさしい甘さがたれとからんで、ごはんにもよく合います。

・**たれ、ソース、ドレッシングに**　↓溶かしたタマネギ氷を、たれ、ソース、めんつゆ、つけ汁などに幅広く活用します。

・**卵料理に**　↓溶かしたタマネギ氷をほぐした卵に混ぜて、卵かけごはんに、雑炊に、スクランブルエッグに、卵焼きに、オムレツに。

・**電子レンジで作る蒸し料理に**　↓たとえば魚の切り身にタマネギ氷をのせてラップして電子レンジで蒸すなど、うまみの出る水分として使います。
・**人気のおそうざいに**　↓凍ったままのタマネギ氷を、マーボ豆腐、肉じゃが、野菜炒めなどに、うまみ調味料として活用します。
・**ごはん料理に**　↓凍ったままのタマネギ氷を、チャーハンに、おかゆに、ピラフに、炊き込みごはんに、チキンライスに、ドリアに、牛丼や親子丼の具に。
・**カレーに**　↓カレーを煮るときに、凍ったままのタマネギ氷を加えます。レトルトカレーなら、できあがってから、溶かしたタマネギ氷を混ぜます。
・**ハンバーグに**　↓ハンバーグのたねに、タマネギのみじん切り代わりとして、半解凍したタマネギ氷を混ぜ込みます。
・**ホットケーキに**　↓たねを合わせるとき、牛乳または水を50ml減らして、半解凍したタマネギ氷を2個加えます
・**ヨーグルト、アイスクリームに**　↓半解凍したタマネギ氷を、かけて食べます。ジャムを加えても、塩をふってもおいしい。

# かんたん！　おいしい！　効く！　タマみそスープ

運動不足なのに食生活がつい高脂肪・高エネルギーになりがちで、さまざまな不調や病気を招いている私たち。

そんな中、見直されているのが「みそ汁」の英知です。

ご存知のとおり、みそは大豆を麹（米・麦・豆）で発酵させたもので、大豆の良質なタンパク質などの栄養がとても吸収されやすくなっています。

健康成分としては、まず水や油に溶ける成分「大豆サポニン」。血管に沈着した余分なコレステロールを洗い流します。「大豆ペプチド」は、腸を刺激して基礎代謝を高めます。ほかにも燃焼系アミノ酸（バリン・ロイシン・イソロイシン）、食物繊維、脂肪の代謝を高める大豆レシチン、血液をサラサラにする不飽和脂肪酸など、現代人の「毒消し」に働く成分がいっぱい。タマネギ氷との組み合わせは最強です。

カップにタマネギ氷とみそを入れて、熱湯を注いで混ぜるだけ。

みそは、なんでもかまいません。

液みそ、顆粒のみそ、だし入りみそ、天然醸造みそ、家にあるものでどうぞ。

たった30秒でタマネギのすごい薬効とみその栄養が集結したタマみそスープが完成。

1日1杯、ぜひ習慣に！

具入りのタマみそスープなら鍋にタマネギ氷、好きな具、水を入れて熱し、具が煮えたらみそを溶くだけ。

具はふだん不足しがちな野菜をたくさん入れましょう。たとえば…

**野菜**（カボチャ・ニンジン・大根、ゴボウなど）
冷え性で便秘がちな人におすすめなのが、根菜類。体を温める効果、疲労回復効果があり、食物繊維もたっぷりです。

**海藻類**（ワカメ・のり・昆布など）
海藻類には食物繊維やβ―カロテンなどのビタミン、カルシウムなどのミネラルが

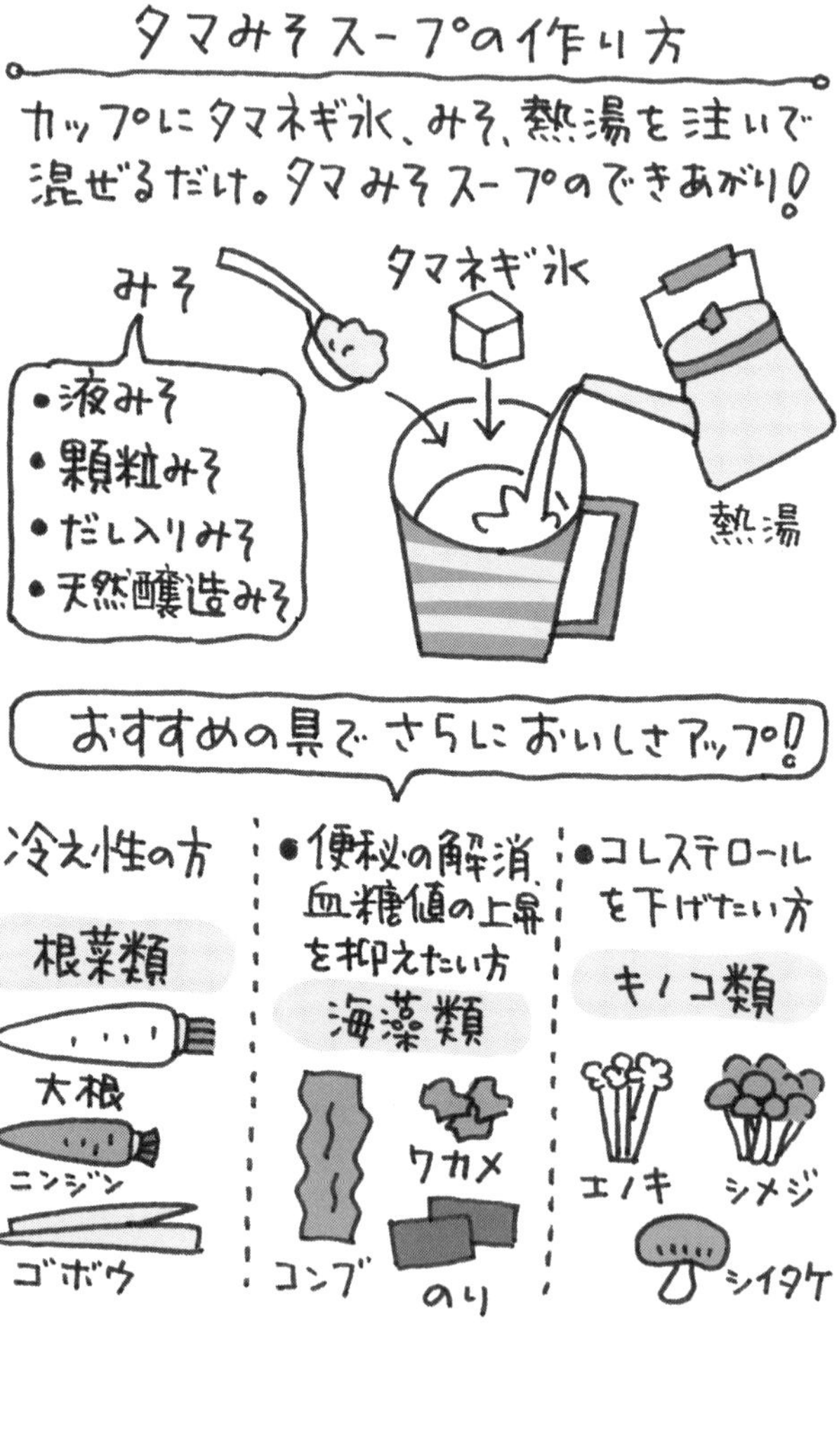
タマみそスープの作り方
カップにタマネギ氷、みそ、熱湯を注いで混ぜるだけ。タマみそスープのできあがり！
みそ
・液みそ
・顆粒みそ
・だし入りみそ
・天然醸造みそ
タマネギ氷
熱湯
おすすめの具でさらにおいしさアップ！
・冷え性の方
根菜類
大根
ニンジン
ゴボウ
・便秘の解消、血糖値の上昇を抑えたい方
海藻類
ワカメ
コンブ
のり
・コレステロールを下げたい方
キノコ類
エノキ
シメジ
シイタケ

豊富。便秘の解消、血糖値の上昇を抑える、内臓脂肪を減少させるなどの働きがあります。

**キノコ類**（エノキ・シメジ・シイタケなど）

低カロリーで、ビタミンや食物繊維も豊富。コレステロールを下げる働きもあるといわれています。最近は抗がん作用も話題。

**魚介類**（アサリ、シジミ、白身魚など）

血液サラサラ、疲労回復パワーがさらにアップ！

Chapter 5

病気が治る! やせる! きれいになる!

# 症状別 タマネギ氷 健康メニュー

# 8つの症状をタマネギ氷メニューで改善！

この章では、体におきやすい症状や悩み別に、タマネギ氷を使ったメニュー＋かんたんな体操やセルフマッサージ法、入浴法などの生活習慣を紹介します。

いままで見てきたように、古代エジプト時代から、オンリーワンの健康作用をもつ野菜として活用されてきたタマネギ。タマネギ氷メニュー＋生活習慣の心がけで、心身の不調だけでなく、ダイエットや美容にも想像以上の「よい変化」をもたらしてくれます。

「疲れがたまっている」「便秘が気になる」「おなかがポッコリ出てきた」「しつこいセキをどうにかしたい」「吹き出ものがひどい」「よく眠れない」……など、心身のコンディションが下り坂になったとき、薬箱をあけるつもりで、この章をのぞいてみてください。症状別におすすめのタマネギ氷メニューと生活習慣の対策を紹介します。

# 01 便秘、ポッコリおなか

タマネギ氷教室に参加された女性たちに、気になる症状はありますか?とアンケートしたら、「便秘がつらくて、一刻も早く解消したい。下腹がポッコリ出てきたのも気になります」「おなかに手を当てるとひんやりしているので、私の便秘は冷えからきているようです」など、便秘のお悩みがとても多かったです。ある調査では、20～40代の女性の8割が「便秘に悩んだ経験がある」と答えていました。

ストレス社会を反映して、まじめで几帳面な性格の方には、便秘と下痢を繰り返す「過敏性大腸炎」も増えているようです。

タマネギ氷は、腸にオリゴ糖を届けてビフィズス菌を増やします。発酵食品やサツマイモも腸を元気にするので、上手に組み合わせて便秘を防ぎましょう。

便秘は、おなかの筋肉がたるんで、便を先に送り出せないことからもおこります。宿便もたまるので「ポッコリおなか」になりやすい。腹筋をきたえることも心がけて。

**便秘に効くメニュー①　タマ塩ヨーグルト**

ヨーグルトに、半解凍したタマネギ氷と塩少々を混ぜて食べます。すぐにおなかがギュルッといい出す人も多い便秘退治フードです。

**便秘に効くメニュー②　豚肉のタマみそヨーグルト漬け**

タマネギ氷1個、ヨーグルト大さじ2、みそ大さじ2を混ぜた「タマみそヨーグルト床」に豚肉を半日以上漬け込んで表面を軽くふき、アルミホイルに包んで焼きます。

**便秘に効くメニュー③　タマキムスープ**

鍋にタマネギ氷とキムチを入れて水を加えて熱し、アツアツを飲みます。キムチは発酵パワーに加え、食物繊維もビタミン・ミネラルも豊富で便秘撃退に最高です。

**便秘に効くメニュー④　タマイモミルク**

鍋にタマネギ氷1個、小さく刻んだサツマイモ50g、牛乳カップ1、塩・こしょう少々を入れて、サツマイモがやわらかくなるまで煮ます。

**便秘に効くマッサージ**

**腸のコリほぐし**

手のひらを重ねておなかに当てて、大きく右回りの円を描きながら、おなか全体をゆっくり軽くマッサージ。左回りも同じように。強く押す必要はありません。次に2本の親指で、おへその周りを5秒ぐらいずつグッと押して、腸を刺激します。

**おなかをへこますかんたん体操**

**おなかと背中をくっつける**

息を吐きながら、おへその上のおなかを背中にくっつけるつもりで思いきりひっこめます。瞬間的にウエストが

おなかをへこますかんたん体操

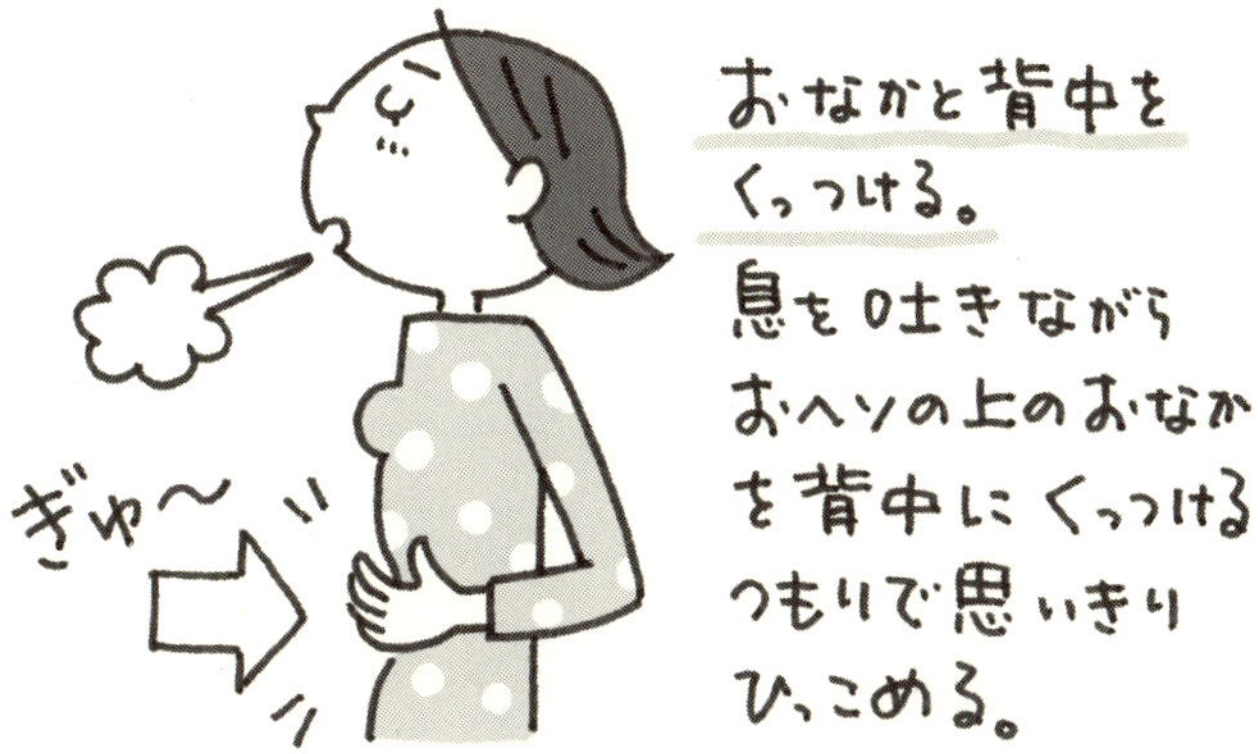
おなかと背中をくっつける。
息を吐きながらおへその上のおなかを背中にくっつけるつもりで思いきりひっこめる。
ぎゅ〜

約4㎝細くなり、下腹もへこみます。朝昼夜、合計10分間で、腹筋がどんどん引き締まります。

歩きながらやると、より効果的です。

## 02 肥満

体のどこかに、または全体に脂肪がだぶついてきたら、タマネギに含まれるポリフェノール、ケルセチンの出番。余分な脂肪を体の外に排出し、肝臓での脂肪の代謝もよくします。ケルセチンはリンゴ、ジャガイモ、ブロッコリー、ココア、赤ワイン、紅茶などにも含まれています。

また、お酢は毎日大さじ1杯摂ることで、血中の中性脂肪を減らすことが、複数の実験で確かめられています。

最近の研究ではトマトに含まれる成分には、肝臓内の脂肪を燃やして中性脂肪を減らす働きが見つかって、国際的な注目を集めています。

タマネギ氷との食べ合わせを工夫して、脂肪をため込まないようにしましょう。

そして、摂ったエネルギーをちゃんと使い切れるように、体をよく動かすことも大事です。

**やせるメニュー①　タマドレ、タマ酢**

脂肪を燃やす名コンビ、タマネギ氷＋お酢を手軽に取り入れて。サラダドレッシングやもずく酢などに、半解凍のタマネギ氷を加えるとかんたんです。

**やせるメニュー②　タマ酢みそ＋こんにゃく**

タマネギ氷入り酢みそを、刺身コンニャクにかけます。カロリーほぼゼロで脂肪の排出効果が高く、満足感のあるダイエットメニュー。

**やせるメニュー③　タマみそスープ（102P参照）＋ジャガイモ、ブロッコリー**

タマみそスープにジャガイモ、またはブロッコリーを加えます。ともにケルセチンが含まれ、むくみをとるカリウムも豊富。脂肪太り、水太りをスッキリさせます。

**やせるメニュー④**

**タマ酢じょうゆ＋トマト**

居酒屋さんで人気の「冷やしトマト」。家ではトマトにタマネギ氷入り酢じょうゆをかけてみましょう。さっぱりして甘みもある脂肪撃退メニューです。

**やせるメニュー⑤**

**焼きリンゴ、タマネギ氷仕立て**

たびたびブームになった「リンゴダ

## やせる入浴法。42～43度の高温反復入浴

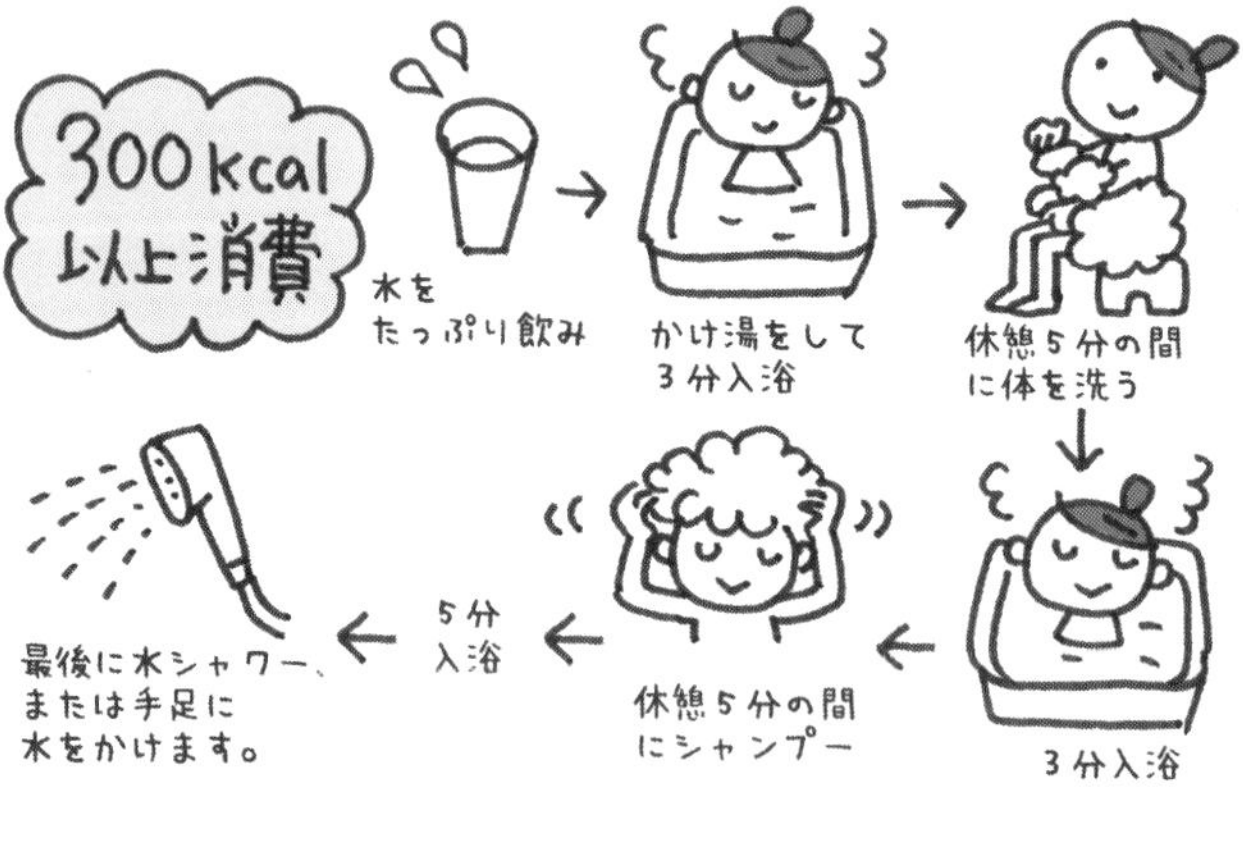

300kcal
以上消費
水を
たっぷり飲み
かけ湯をして
3分入浴
休憩5分の間
に体を洗う
3分入浴
休憩5分の間
にシャンプー
5分
入浴
最後に水シャワー、
または手足に
水をかけます。

イエット」。リンゴ＋タマネギ氷で、脂肪がどんどん燃えます。おすすめは、レンジ焼きリンゴ。皮ごと4つ切りにしたリンゴにタマネギ氷、はちみつをのせ、ラップして電子レンジで加熱します。

## やせる入浴法　42～43度の高温反復入浴

300kcal以上消費できます。水をたっぷり飲み、かけ湯をして3分入浴→休憩5分の間に体を洗う→3分入浴→休憩5分の間にシャンプー→5分入浴→最後に水シャワー、または手足に水をかけます。

## やせるエクササイズ　階段、坂道を活用

やせる原理はシンプル。摂ったエネルギーより使うエネルギーを多くすることです。効果的にエネルギーを使えるのは階段、坂道。平地を歩くときの2～3倍の強さの運動になるので、少ない時間で消費カロリーを増やせるし、筋力もつきます。筋肉が増えると脂肪が燃えやすくなります。

# 03 かぜ・セキ・のどの痛み

その昔、ヨーロッパで「タマネギがペスト、コレラを防ぐ」と信じられたほどパワフルな抗菌作用。タマネギに含まれるイオウ化合成分とポリフェノールには強い抗菌・抗炎症作用があり、ウィルスを遠ざけてのどの痛みをいやします。

ほかにも、血行をよくして汗を出させ、熱を下げる作用。皮膚の粘膜を強くするビタミンC効果。セキ止め効果……タマネギのかぜよけパワーは強力です。

親類の長ネギも①イオウ化合成分のアリシンが血行を促進、②ビタミン$B_1$の吸収を高め、疲れをいやす、③ビタミンCが豊富と、同じ性質をもっています。

富山大学グループはマウスを使った研究から「ネギ類には、インフルエンザウイルスなどに対する体の備えを強化する働きがある」と発表しています。タマネギも長ネギもよく摂って、かぜを遠ざけましょう。

ほかにかぜよけ効果のある食品は、セキ止めアメによく使われる大根（辛味成分のアリルスルフィトに強い抗菌作用）、ショウガ（血行をよくして発汗をうながす）、ニンニク（免疫力を高める。ニオイ成分に強い殺菌作用）、はちみつ（抗菌作用・のどをいやす）、甘酒（異名は「飲む点滴」。ブドウ糖、必須アミノ酸、ビタミン類など人間に必要な栄養をほぼ含み、吸収されやすい）、卵（胃にやさしい完全栄養食品）などです。

**かぜに効くメニュー① タマみそショウガ湯**

鍋にタマネギ氷、おろしショウガ、みそ、水を加え、アツアツに熱して飲みます。刻みネギも加えれば完璧。どっと汗をかいてぐっすり眠って、翌朝はスッキリ。

**かぜに効くメニュー② タマ卵おじや**

鍋にタマネギ氷、ごはん、和風だし、水を加え、火にかけてフツフツしてきたら、溶き卵を回しかけて混ぜます。半熟のうちに器に移して食べます。胃にやさしくて、体の芯から温まる滋養食。

### かぜに効くメニュー③　タマジン甘酒

甘酒をカップに入れてタマネギ氷とおろしショウガを加え、電子レンジで沸騰直前まで熱します。食欲がなくても、これを飲めば栄養満点。あとはゆっくり寝ましょう。

### かぜに効くメニュー④　焼きニンニクのタマネギ氷浸し

古来、かぜのひき始めに「ニンニクの黒焼き」がよく効くと、いい伝えられています。ニンニク＋タマネギは最強の免疫力増強コンビ。背中がゾクゾクしたり、セキが出たりしたらニンニクの皮をむき、全体にゴマ油を塗ってトースターでやわらかくなるまで焼きます。一片ずつに分け、タマネギ氷液に浸しておいて、少しずつ食べます。

### セキ、のどの痛みに効くメニュー①　タマ大根あめ

タマネギ氷と1㎝角に切った大根を容器に入れてはちみつをひたひたに注ぎ、3時間以上おいたら完成。セキやのどの痛みがつらいとき、1日に何度でも飲みます。お湯に溶かして飲んでもＯＫ。

**セキ、のどの痛みに効くメニュー②　タマネギ氷うがい**

ぬるま湯にタマネギ氷を溶かし、うがいをします。のどの炎症をしずめてくれます。

**セキに効くおばあちゃんの知恵袋　枕元に、生タマネギ**

タマネギの茶色い皮をむいて4つ切りにして、枕元に置くだけ。とてもシンプルですが、しつこいセキがピタッと止まると評判です。

*04*

## 高血糖・糖尿病

タマネギ氷の「血糖値を下げる」強力パワーを、「食べ合わせ」でさらにアップ。

ミネラルのクロムには、インスリンの働きを活発にすることで血糖値を下げる作用があります。クロムを多く含むのは、アーモンド・落花生などのナッツ類。アサリ、シジミなどの貝類。キノコ類。ひじき、ブロッコリー、玄米など。

また、食物繊維は糖質の吸収をゆっくりにして、食後の血糖値の急上昇を抑えます。

食物繊維の多い食べ物はゴボウ、えだまめ、カボチャ、イモ類、キノコ類、海藻類、おから、こんにゃくなどが挙げられます。

さらに、お酢は体内の糖質からエネルギーを作り出す働きをスムーズにするので、食事中に摂ると、食後の血糖値の上昇をゆるやかにします。「やせるメニュー」（113P参照）で紹介したお酢メニューは、血糖コントロールにもよく効きます。

摂ったエネルギーを血糖としてダブつかせないためには、運動も大切。

じつは糖尿病は、大都市よりも地方に多いんです。都会では移動がたいてい電車やバスなので、駅やバス停まで歩いたり、ホームへの階段を上り下りする機会が多い。地方では「通勤も、近くのスーパーにいくのも自家用車で」となりやすいですね。心して体を動かしましょう。

## 血糖コントロールメニュー① タマみそキノコスープ

シメジ、シイタケ、エノキだけなどのキノコ類は、血糖コントロールのお助け神。インスリンの働きをよくするクロム、血糖値の急上昇を抑える食物繊維の両方が含まれ、カロリーはほんのわずかです。
鍋にタマネギ氷、好みのキノコ、みそ、水を入れて火にかけ、キノコが煮えたらできあがり。

**血糖コントロールメニュー②**
**あさりのタマネギ氷蒸し**

アサリの多彩なアミノ酸のひとつ、タウリンは疲労回復、イライラ解消にも働きます。
砂を吐かせたアサリ1パックを鍋に入れてタマネギ氷2個を加え、ふたをして火にかけます。アサリが口を開いたらできあがり。

**ゴキブリ体操**

床に寝て、手足を天井に向かって伸ばしてブルブル震わせる。

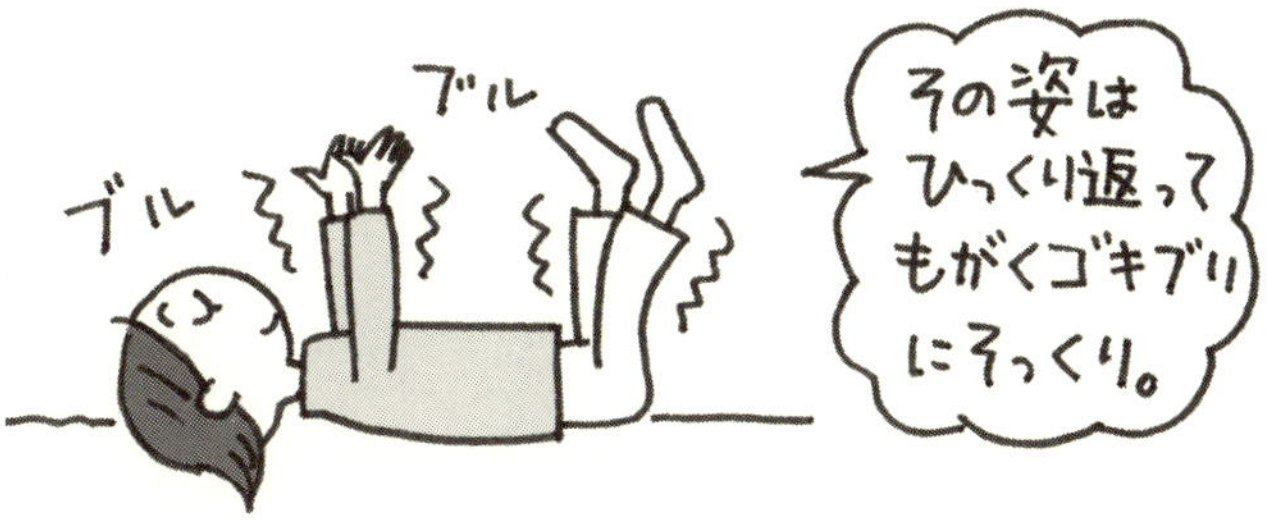
ブル
ブル
その姿はひっくり返ってもがくゴキブリにそっくり。

**血糖コントロールメニュー③　肉タマゴボウ**

ささがきゴボウ、牛こま切れ肉、タマネギ氷、すし酢、しょうゆを鍋に入れて火にかけ、混ぜながら肉に火が通るまで煮ます。安い、うまい、血糖値を上げない肉薬膳。

**血糖コントロール体操　ゴキブリ体操**

本書の監修者・周東寛先生が考案したゴキブリ体操。（121P参照）

床に寝て手足を天井に向かって伸ばして、ブルブル震わせます。その姿は、ひっくり返ってもがくゴキブリにそっくり。

あまり人には見られたくない姿ですが、かんたんに全身の筋肉に刺激を与えて基礎代謝を高められ、血糖の代謝もスムーズになります。血流も一気にアップ。

## *05* 冷え性・肌荒れ・生理痛

夏でも手足やおなかがひんやり、肌がカサカサ。冷え性と肌荒れのダブルパンチに悩む女性が大勢いますね。冷房のほか、ガードルやパンプスで体を締めつける、ダイエットで栄養がかたよる、デスクワークが多くて運動不足、なども冷えの原因になります。

冷えとは血のめぐりが悪いこと。栄養が末端まで回らないので肌がかさつき、シミ、シワ、くすみが出ます。女性ホルモンも乱れて生理不順や生理痛、不妊、重い更年期障害がおきることも。頭痛、うつ、認知症の引き金にもなります。免疫力が落ちてかぜからがんまで、万病にかかりやすくなります。不調のドミノ倒しです。

タマネギ氷の温めメニュー、かんたんな体操、お風呂タイムの工夫。この3つをベースに、今日から冷えとり作戦を始めましょう。

体を温めるメニューは①サケ、リンゴなど寒い地方のもの、秋冬が旬のもの。②黒豆、小豆、納豆、玄米、黒砂糖、赤身肉、赤ワインなど色が黒っぽい、濃い食べもの。③地下で育つ根菜、イモ類、ショウガ、ニンニク、タマネギ。④ナッツや乾物など、水分が少ないもの。⑤塩、みそ、明太子、ちりめんじゃこ、チーズ、漬けものなど塩気の多いもの。動物性タンパク質も塩分も、体を温めます。

**冷えとり・美肌メニュー① タマ卵かけ納豆ごはん**

冷えない、むくまない、お肌つるつる美人への最強メニューがコレ。熱いごはんにタマネギ氷、納豆、生卵、タレをのせてかき混ぜて食べます。

タマネギ氷と納豆の代謝アップ力に加え、生卵が入って血液サラサラ効果が高まり、抗老化ビタミンA、B、C、Eも完備。生卵には、肌荒れを防いでつやつやにするレシチンが豊富で「もっとも美肌効果にすぐれる食品」といわれます。ザ・美容食。

**冷えとり・美肌メニュー② 豚肉のソテー、タママヨじょうゆ添え**

豚肉に塩・こしょうしてフライパンで両面をよく焼き、マヨネーズにタマネギ氷としょうゆを合わせたタレをかけます。豚肉には代謝を上げるビタミン$B_1$が豊富。

**冷えとりメニュー① 鮭タマチャーハン**

フライパンにごはん、ほぐした塩鮭、タマネギ氷を入れて炒めます。塩鮭の代わりに明太子、ちりめんじゃこ、漬けものを使ってもおいしい。熱いうちに食べます。

**冷えとりメニュー② 赤タマホットワイン**

カップに赤ワイン、タマネギ氷、黒糖を入れて、電子レンジで、煮立つ直前まで加熱します。ナイトキャップ（寝酒）に最高ですが、くれぐれも飲みすぎないように。

**冷えとり体操　かかと上げ下げ**

肩幅に足を開き、「かかとを上げてつま先で立って、かかとを降ろして」を10回。「第2の心臓」といわれる血液ポンプ、ふくらはぎのよいマッサージになり、血液が上半身にも上がって、全身がポカポカ。ゴキブリ体操（121P参照）もおすすめ。

**冷えとり入浴法　温冷浴。お湯の中で手首・足首グルグル。足湯**

温水シャワーと冷水シャワーを1分ずつ、交互に浴びます。湯船に浸かるなら、お風呂の中で両手首、足首をグルグル回して、あがるときに手足に水をかけます。お風呂に入れない日は洗面器に43度ぐらいの熱めのお湯をはり、差し湯をしながら10分ほど「足湯」をします。

## 冷えとり入浴法

### 温冷浴で

温水シャワーと冷水シャワーを1分ずつ、交互に浴びる。

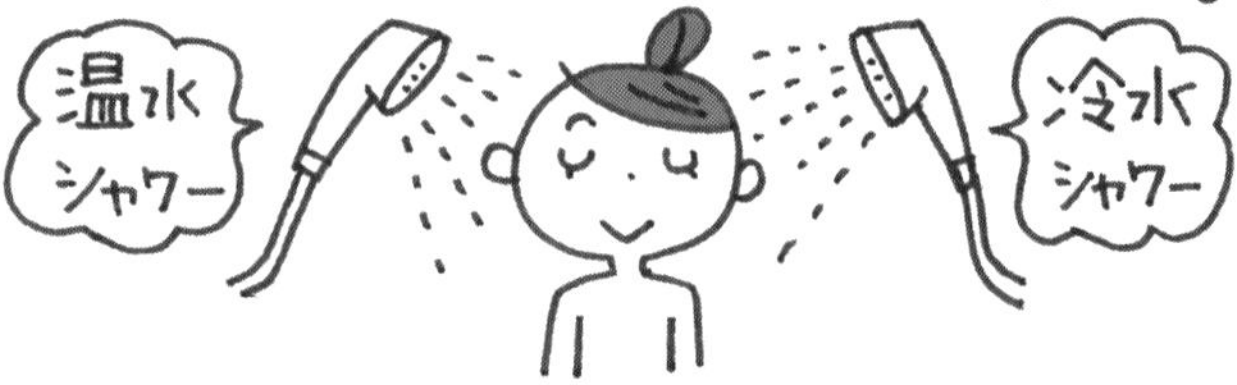
温水シャワー
冷水シャワー

### 湯船で

湯船の中で両手首、足首をグルグル回す。

あがるときに手足に水をかけます。

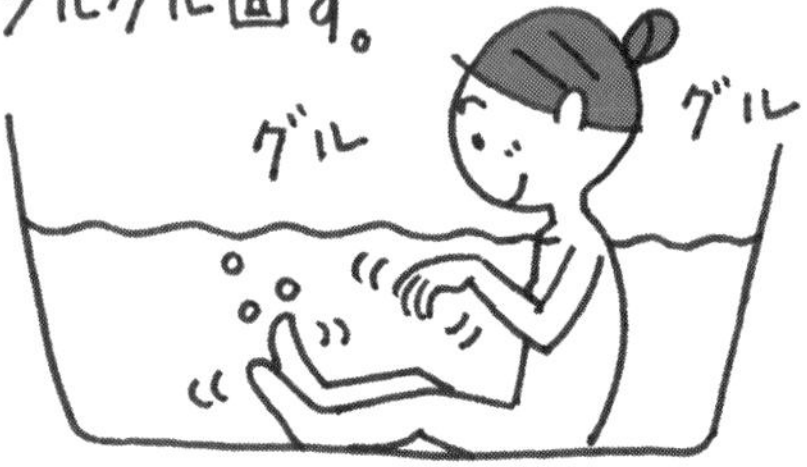
グル
グル

### 足湯で

洗面器に43°Cぐらいの熱めのお湯をはり、差し湯をしながら10分ほど足を浸す。

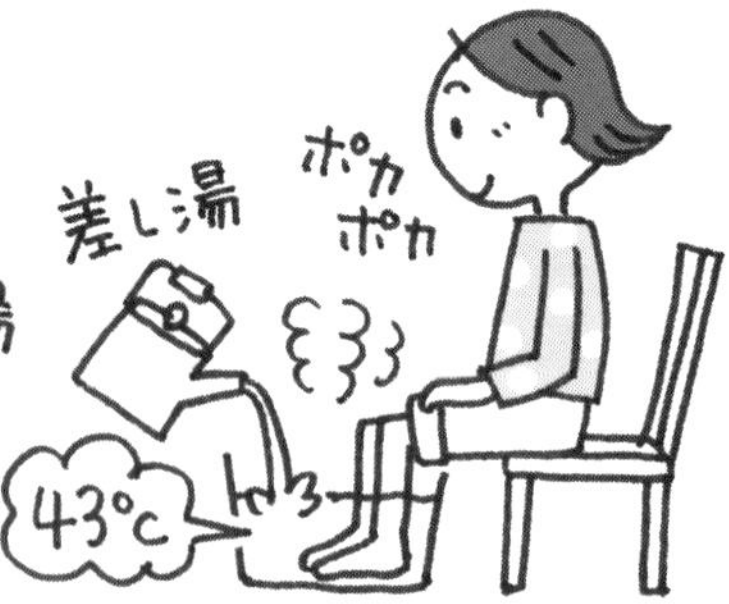
差し湯
ポカポカ
43°C

# 06 だるい・イライラ・精力減退

疲れがとれず、意欲も気力もわかず、ちょっとしたことにイライラ。それはストレスだけでなく、きっと食事にも問題があります。このところ、コンビニごはんや立ち食いそばが多かったり、甘いものばかり食べたり、暴飲暴食をしていませんか？

疲労回復効果をいちばん体感しやすいのは、タマネギ氷＋酢。酢は体と脳のエネルギー源、グリコーゲンの生成を助けます。毎日飲むと必須アミノ酸やビタミン、ミネラルのバランスがととのい、体調も気分も上向きになります。

ほかに、摂った糖質をエネルギーに変えるビタミン$B_1$の多いウナギ、豚肉、ハム、レバー、イクラ、大豆など。ビタミン$B_1$の吸収を高めるニンニク、ニラ、青ネギなど。疲労物質をすばやく代謝させるクエン酸の多いレモンや梅干しも効きます。

だるいから休日は家でゴロ寝。それもじつは、疲れを呼ぶ習慣。じっとしているより昼間に歩いたほうが、夜ははるかに熟睡できることがわかっています。

**疲労回復メニュー① タマネギ氷サワー**

タマネギ氷と「酸っぱいもの」……米酢、黒酢、リンゴ酢、梅酢、ワインビネガー、レモン汁など……を合わせて水や炭酸で割り、はちみつなど好みの甘みを加えます。

**疲労回復メニュー② タマハムサラダ**

ハムサラダに、タマネギ氷を加えたドレッシングかマヨネーズをかけます。ビタミン$B_1$が豊富なのは生ハム、ボンレスハム、ロースハムの順番。

**疲労回復メニュー③ ウナギのかば焼き、タマネギ氷ダレ**

ウナギのかば焼きのタレにタマネギ氷を加えます。

**疲労回復メニュー④ タマネギ氷入りニラ玉**

元気復活への100円メニュー。刻んだニラとタマゴを炒め合わせ、タマネギ氷としょうゆで味つけします。

**疲労回復スリープ術 30分までの昼寝**

作業能率が下がる午後3時前後に10～30分の短い昼寝をすると、リフレッシュ効果抜群。休憩室、トイレ、電車、資料室、会議室、ベンチ、カフェの片隅など、落ちつける場所を確保します。可能ならサングラスか黒いアイカバー、耳栓をして、台があったら足を乗せてリラックス。

ゆっくり静かに深呼吸すると、仮眠に入れます。

## 07 不眠

「寝つきが悪い」「夜中に目がさめる」「朝起きたとき、よく寝たという満足感がない」……。よく眠れない理由は主に①神経が休まらない、②冷え、③運動不足、にあります。

タマネギ氷のイオウ化合成分には神経をなだめる作用があり、ポリフェノールは代謝を高めて血行をよくするので、ホットドリンクと組み合わせて摂ると、すっと眠りに入れます。

また牛乳にはたかぶった気持ちを落ち着かせるカルシウムが多く、睡眠効果のある必須アミノ酸、トリプトファンも含まれています。温めて飲むと体が温まっておなかもほどよく満たされて眠くなるので、「眠れない夜はホットミルクを」といういい伝えが、世界中にあります。タマネギ氷＋牛乳は最高の入眠コンビです。

朝、同じ時間に起きて日光を浴びること、外を歩くことも、熟睡への習慣です。

## ぐっすり眠れるメニュー　ホットタマミルク

カップにタマネギ氷と牛乳を入れて、電子レンジで沸騰直前まで温めます。甘党ならお砂糖やはちみつを加え、ココアが好きならミルクココアに。

アルコールで眠りやすくなるならブランデーやウイスキーをちょっとたらします。アルコールは、入れすぎると逆に眠りが浅くなるので気をつけて。

## ぐっすり眠れる知恵袋と心がけ

### タマネギスライスを枕元に

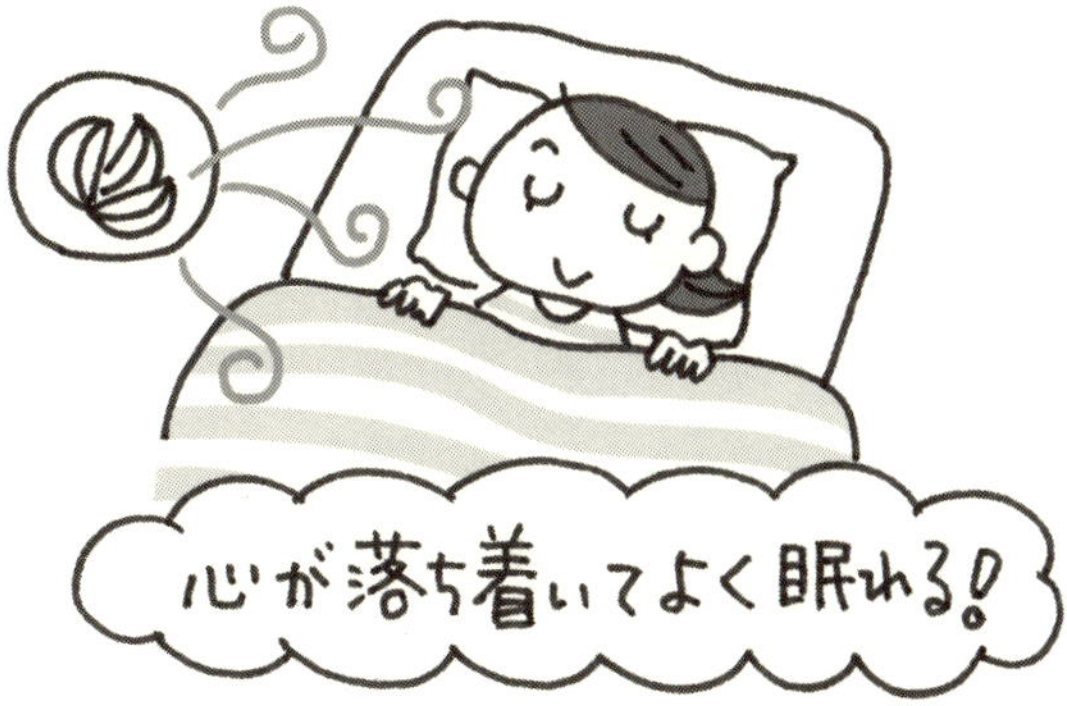
心が落ち着いてよく眠れる!

### 決まった時間に起きる

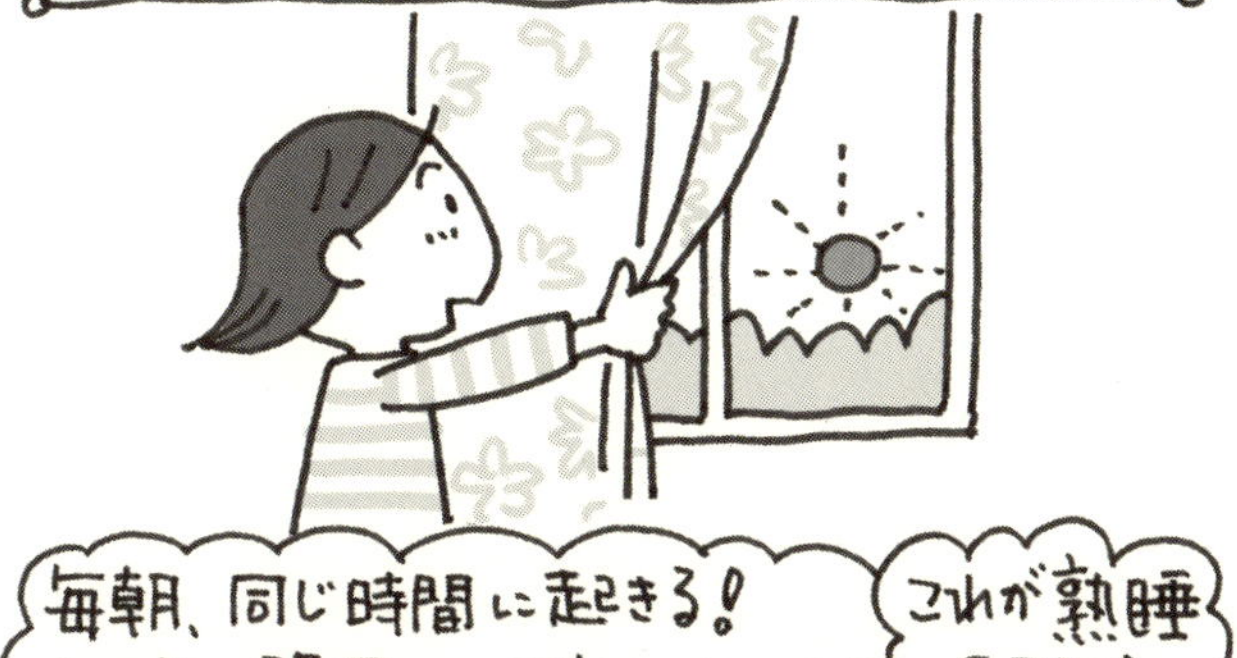
毎朝、同じ時間に起きる!
お天気に関係なく日光を浴びる!
これが熟睡のコツ!

**ぐっすり眠れる知恵袋　タマネギスライスを枕元に**

枕元に4つ切りの生タマネギを置くとセキ止めになる、とお伝えしましたが「タマネギスライスを枕元におくと神経が休まってよく眠れる」といういい伝えも、世界中にあります。不眠に悩んでいる人は、こちらも試してみてください。

**ぐっすり眠れる心がけ　決まった時間に起きる**

前の日にどんなに夜更かしをしても、朝は決まった時間に起きて、お天気に関係なく日光を浴びる。これが熟睡のコツです。体内時計が「朝」にリセットされて、17〜18時間後には眠くなるから。

さらに毎日、外を15分以上、やや速足でサッサと歩くと、夜の熟睡につながるセロトニンが分泌されて、眠りの質がとてもよくなります。

# *08* 高血圧

高血圧を改善する食事のカナメは「余分な塩分（ナトリウム）を減らす」こと。

ミネラルのカリウムには塩分を排泄する作用があり、血管を拡張する作用もあるので「天然の降圧剤」と呼ばれます。カリウムの多い食品は、納豆、えだまめ、サツマイモ、トウモロコシ、海藻類、バナナ、キュウリ、ラッカセイ、キノコなど。

血液をサラサラにすることも、血圧の正常化に欠かせません。「オ・サ・カ・ナ・ス・キ・ヤ・ネ」（お茶、魚、海藻類、納豆、酢、キノコ類、野菜、ネギ類）食材が、血液をサラサラにします。魚では不飽和脂肪酸のＥＰＡやＤＨＡを多く含むマグロ、サバ、イワシ、サンマなどがおすすめ。

タマネギ氷とともに、日々、積極的に摂りましょう。

食事以外の高血圧の注意点は「肥満」「運動不足」「寒さ」「ストレス」「アルコール・タバコ」。食べ過ぎず、よく歩き、リラックスを心がけ、お酒はほどほどにして、タバコはできるだけやめましょう。

## 血圧コントロールメニュー①　お酢、納豆との組み合わせ

お酢と納豆はタマネギ氷と並んで、血液サラサラ力、血圧を正常化する力がとりわけパワフルです。

「タマネギ氷サワー」（128P参照）や「タマネギ氷ダレの卵かけ納豆ごはん」（124P参照）などをまめに摂って、高血圧を遠ざけてください。

## 血圧コントロールメニュー②　魚の缶詰にタマネギ氷を

サバやサンマの脂は、人間の体内で固まらないサラサラの脂。たっぷり摂るほど血液をきれいにします。最近では100円均一ショップでも買えるサバの味噌煮やサンマのかば焼きの缶詰は、手軽でおいしい血圧コントロールメニュー。

半解凍したタマネギ氷を煮汁に加えると、さらにサラサラ効果が増して、味もマイルドになります。

## 血圧を下げるかんたん体操　足首回し

血圧が気になったら、しょっちゅう足首を回してください。血液は、心臓から出て心臓に戻りますが、下半身の血液は重力に引っぱられて、上半身に上がりにくい。それで、ふくらはぎの筋肉が伸縮して、血液を心臓に送り返しています。

足首を回すと、ふくらはぎの伸縮運動が活発になって血行がよくなり、心臓への負担が減って血圧が改善します。ふくらはぎには腎臓と直結したツボがあるので、足首回しで腎臓の働きも活性化します。

血圧を下げるかんたん体操・足首回し

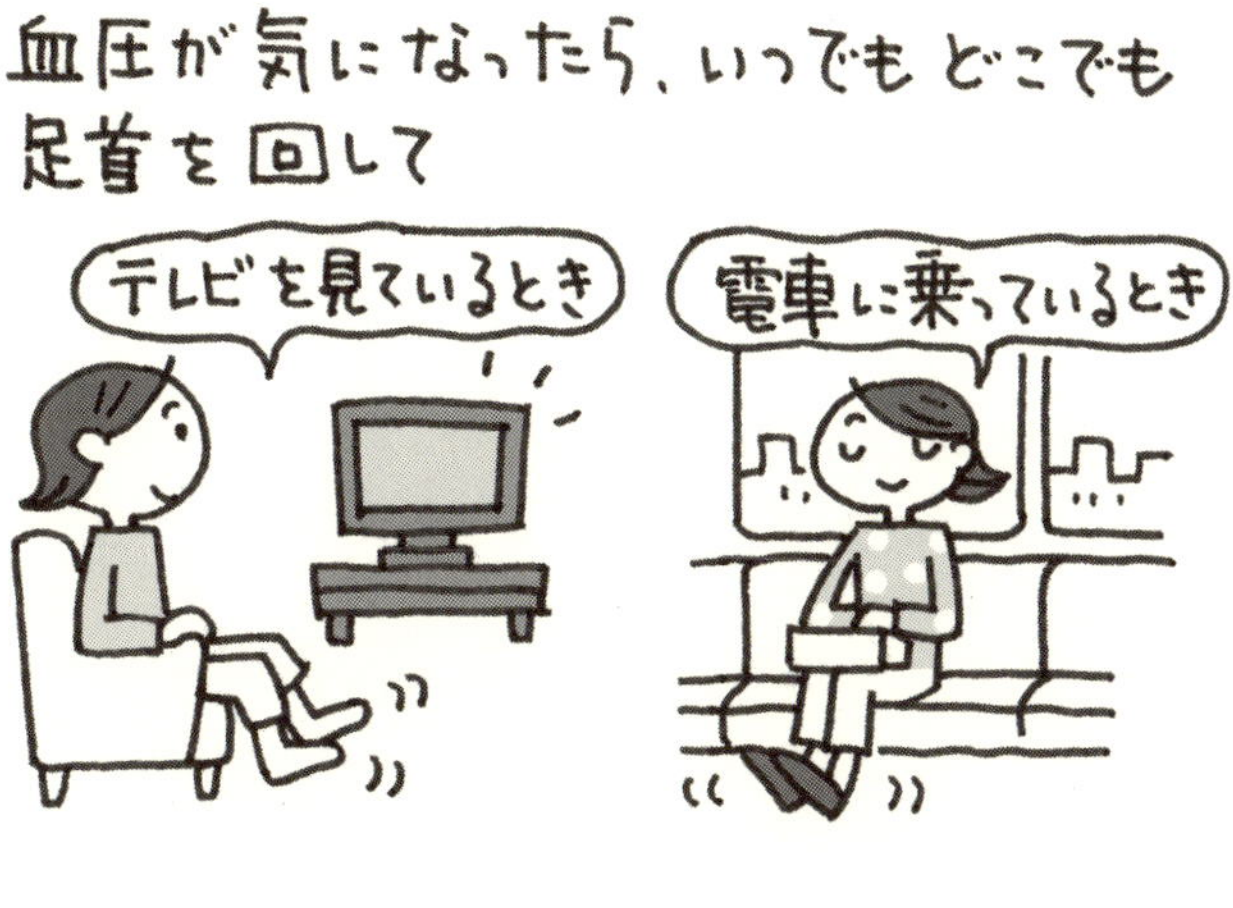
血圧が気になったら、いつでもどこでも
足首を回して
テレビを見ているとき
電車に乗っているとき

COLUMN

# タマネギの知恵袋

**［自ら成長を止める、タマネギの〈休眠〉］**

ふつうの野菜はしなびたり傷んだりしやすいのに、タマネギは保存がききますね。収穫したあと表面を充分に乾燥させれば、常温で2〜3か月、0度の場所なら半年以上も貯蔵できます。

なぜでしょう？

植物の中には、収穫したあと温度や湿度などが「好ましくない環境」に置かれると、成長や活動をストップしてしまうものがあります。これを「休眠」といいます。

タマネギには、この「休眠」の性質があります。タマネギが育つには15〜20度の温度がベスト。収穫するのは初夏で、夏は暑すぎるので2〜3か月休眠して芽や根の成長がストップ。目覚めると芽が出ます。

［加熱すると甘くなる理由］

生のタマネギはとても辛いのに、加熱するとびっくりするほど甘くなります。同じタマネギなのに、生と加熱したときで、どうしてこんなに違いが出るのでしょう。

じつはタマネギは、いちばん糖質の多い野菜で、可食部100g中、およそ7g。この糖質の割合は、イチゴと肩を並べるレベルです。

しかし生のタマネギをスライスすると、ツーンとした辛さが特徴のイオウ化合成分がどんどん飛び散るので、味覚も辛さのほうを強く感じます。一方で、イオウ化合成分には揮発・分解しやすい性質もあり、加熱するとどんどん壊れて、失われます。

一方、タマネギを加熱すると細胞が壊れてオリゴ糖が出てきます。さらに水分が蒸発して糖分が濃縮されるので、甘味が前面に出てきます。

### ［成分が違う、タマネギの涙VS泣きの涙］

タマネギを切ったときにポロポロ出てくる涙と、悲しくて、せつなくて自然にこみあげてくる涙は、成分が違うことがわかりました。自然にこみあげる涙のほうが、たんぱく質や塩分が多く含まれているそうです。

ちなみに、感情が高ぶるとなぜ涙腺がゆるむのか、そのメカニズムはまだ解明されていません。

巻末付録

効能つき!

# 超かんたん タマネギ氷レシピ Recipe 10

Recipe 01

# タマネギ氷紅茶&ミルクティー

## イライラしないで、おいしくダイエット

［こんな病気や症状に］だるさ、冷え性、肥満、便秘、むくみ、悪感、のどの痛み、セキ、肌荒れ、イライラ、神経過敏、無気力、めまい、ダイエット、胃炎、肩こり、便秘、二日酔い、生理痛、不妊症、糖尿病、高血圧、肝臓病など

代謝を高める一方、イライラや痛みをなだめ、抗菌作用にもすぐれるタマネギ氷。カフェインと茶カテキンの効果で脂肪燃焼を助ける紅茶。ビタミン・ミネラルたっぷりの黒糖。好みで牛乳を加えれば、栄養のバランスも、リラックス効果も、さらに高まります。

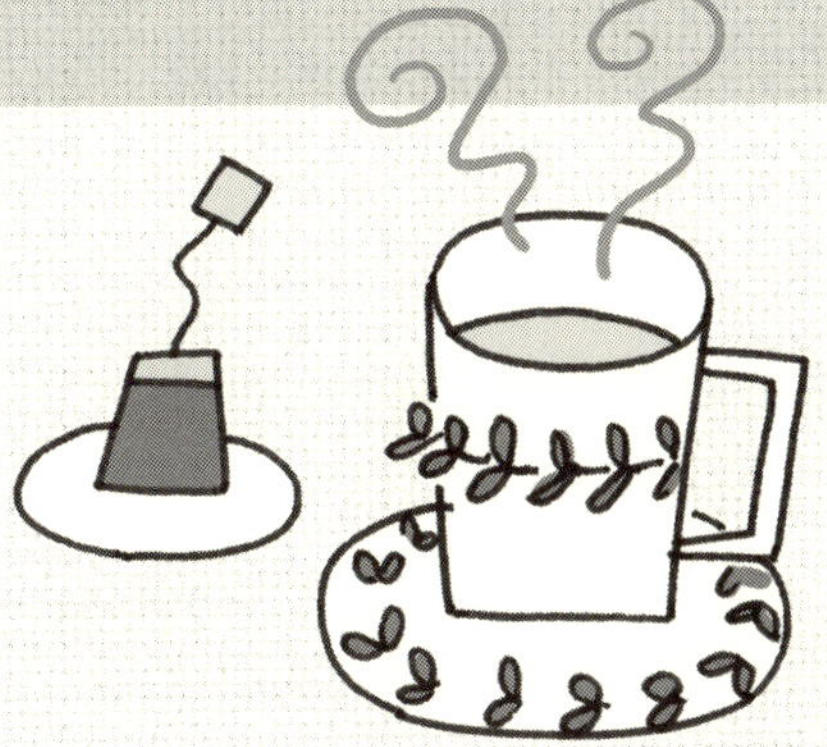

**材料**（1人分）
タマネギ氷…1個（25 g）
紅茶…ティーバッグ1袋、またはリーフティ小さじ1
水…150～180ml
牛乳…好みで適宜
砂糖または黒糖…適宜

**作り方**
①鍋に材料をすべて入れる（牛乳は好みで入れる）。
②吹きこぼれないように注意して弱火で1分煮る。
③マグカップに移す。
④砂糖または黒糖を加える。

Recipe 02

# 塩タマアイスティー

**だるさを吹き飛ばすコールドドリンク**

［こんな病気や症状に］　だるさ、夏バテ、夏かぜ、セキ、熱中症、食欲不振、無気力、吐き気、二日酔い、食中毒など

夏の暑さが年々、厳しくなっていますが、甘いコールドドリンクの飲みすぎはＮＧ。血糖値が乱高下して、夏バテがひどくなります。また炎天下で汗をかいたら、塩分の補給も大切。この塩タマアイスティーは、だるさを吹き飛ばし、代謝を上げて熱中症を防ぎます。タマネギ氷、紅茶、塩のすべてに強い抗菌作用があるので、食中毒、夏かぜを防ぎます。

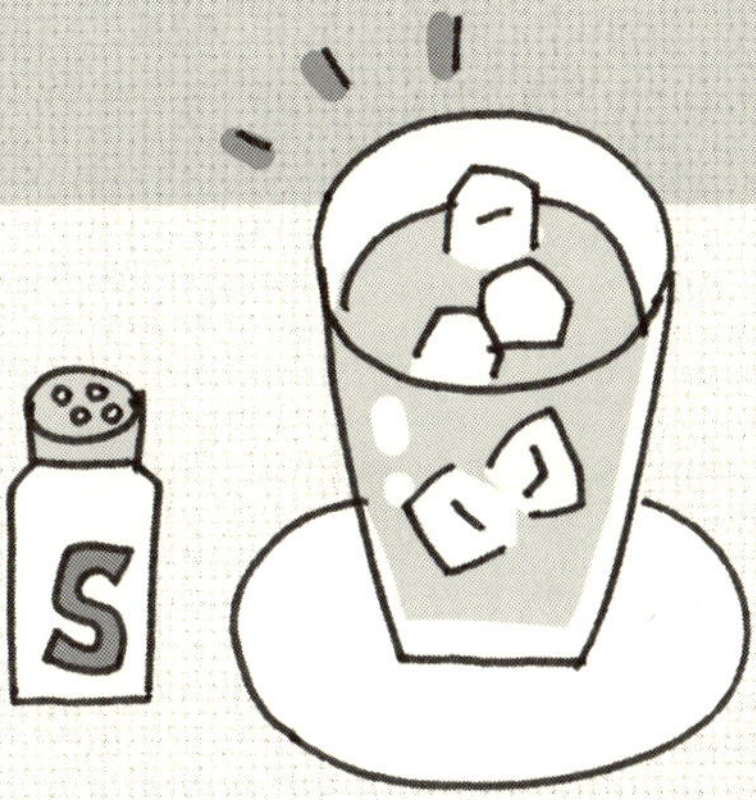

**材料**（１人分）
タマネギ氷…１個（25ｇ）
紅茶…ティーバッグ１袋
熱湯…100ml
塩…ひとつまみ

**作り方**
①グラスに熱湯とティーバッグを入れて、濃い紅茶を作る。
②ティーバッグを取り出し、タマネギ氷１個を溶かす。
③ふつうの氷を４〜５個加えてよくかき混ぜ、溶けなかった氷は捨てる。
④塩を加えて混ぜる。

Recipe 03

# 塩タマ氷<br>紅茶ヨーグルト

**これはビックリ、胃腸が元気づく**

［こんな病気や症状に］　だるさ、便秘、下痢、夏バテ、熱中症、消化不良、食欲不振、吐き気、無気力、二日酔いなど

塩タマアイスティーにヨーグルトを混ぜると、さっぱりとしたヨーグルトドリンクができます。紅茶のカフェイン＋塩でだるさが吹き飛び、タマネギ氷＋ヨーグルト効果で胃腸の調子がととのいます。バテバテで食欲もないというときに、試してみてください。

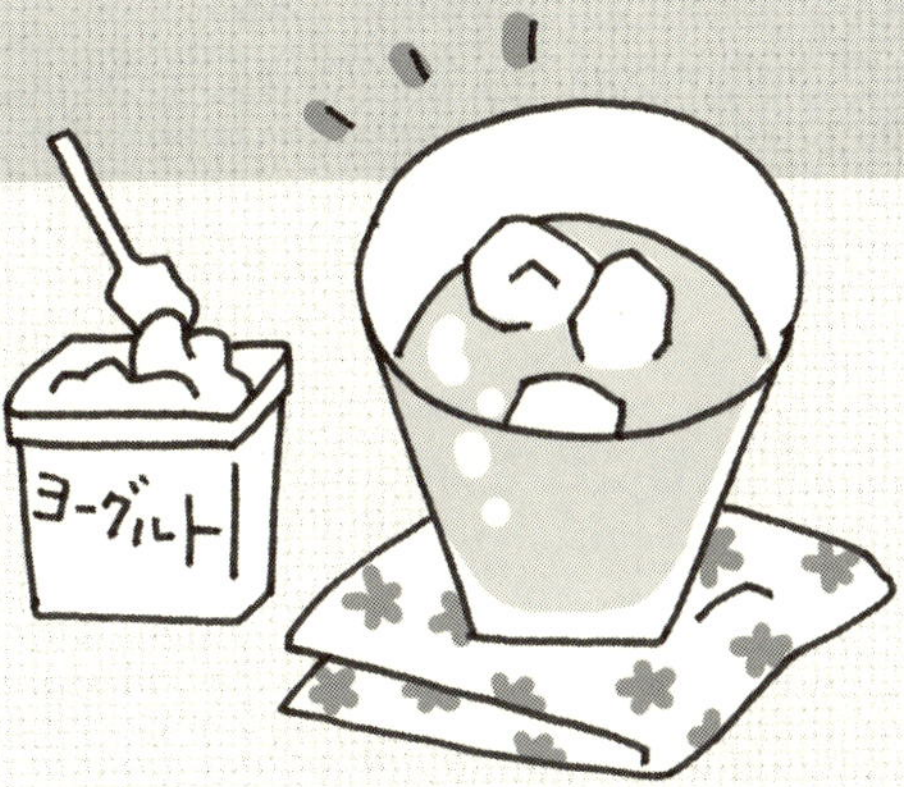


**材料**（１人分）
タマネギ氷…１個（25ｇ）
紅茶…ティーバッグ１袋
熱湯…50ml
プレーンヨーグルト…50～100ｇ
塩…適宜

**作り方**
①グラスに熱湯とティーバッグを入れて、濃い紅茶を作る。
②ティーバッグを取り出し、タマネギ氷１個とふつうの氷２～３個を加える。
③よくかき混ぜる。
④ヨーグルトと塩を加えてよく混ぜる。

Recipe 04

# インド風 タマネギ氷ヨーグルト

## インド人もこれでシャッキリ

［こんな病気や症状に］だるさ、便秘、下痢、夏バテ、熱中症、消化不良、食欲不振、吐き気、無気力、二日酔いなど

インド人が酷暑を乗りきるためによく食べる「ライタ」は、ヨーグルト、タマネギ、キュウリ、スパイスをあえたサラダ。キュウリは体の熱をさまし、水はけをよくするので、代謝が落ちてむくんだ体を、シャッキリさせてくれます。

**材料**（1人分）
タマネギ氷…1個（25ｇ）
ヨーグルト…100ｇ
きゅうり…10cm
塩、こしょう、カレー粉…適宜

**作り方**
①タマネギ氷を電子レンジで半解凍にする。
②キュウリを薄切りにする。
③器に①、②、ヨーグルトを入れて混ぜ合わせる。
④塩、こしょう、カレー粉ほんの少々で好みの味つけにする。

Recipe 05

# タマネギ氷<br>ショウガ湯

## 背中がゾクゾクしたときの妙薬

［こんな病気や症状に］だるさ、冷え性、かぜのひき始め、悪感、セキ、頭痛、肩コリ、便秘、生理痛、食欲不振、吐き気、胃もたれ、無気力、二日酔いなど

すりおろしたショウガにお湯を注いで砂糖を加える「ショウガ湯（とう）」は、昔から、「体がよく温まる飲みもの」「かぜのひき始めに効く飲みもの」として語り継がれてきました。タマネギ氷が加われば、鬼に金棒。背中がゾクゾクする夜は、これを飲んで早めに寝てください。

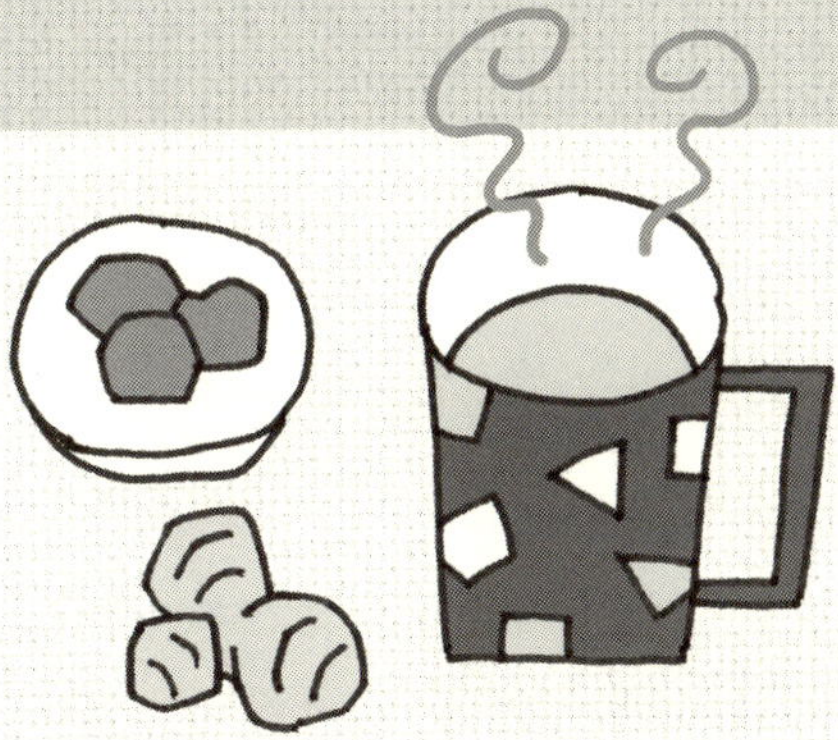

**材料**（1人分）
タマネギ氷…1個（25ｇ）
水…マグカップ1/2杯分
ショウガ…親指大
砂糖または黒糖…適宜

**作り方**
①ショウガは皮つきのままよく洗い、すりおろす。
②マグカップにタマネギ氷と水を入れて、電子レンジで沸騰直前まで温める。
③①を加え、砂糖または黒糖で好みの甘さにする。

Recipe 06

# シソ入り タマショウガ湯

## ウツな気分がパッと晴れる

［こんな病気や症状に］うつ、神経不安、自律神経失調症、無気力、だるさ、不眠、冷え性、悪感、セキ、頭痛、肩コリ、便秘、生理痛、食欲不振、吐き気、胃もたれ、二日酔いなど

シソは漢方では、ノイローゼやうつ病、自律神経失調症に使われる薬の主成分にされているほど、「気を開く（気分を晴らす）」効果が高いとされています。タマネギ、ショウガのイオウ化合成分も精神安定に働くので、重い心にトリプルで働きます。

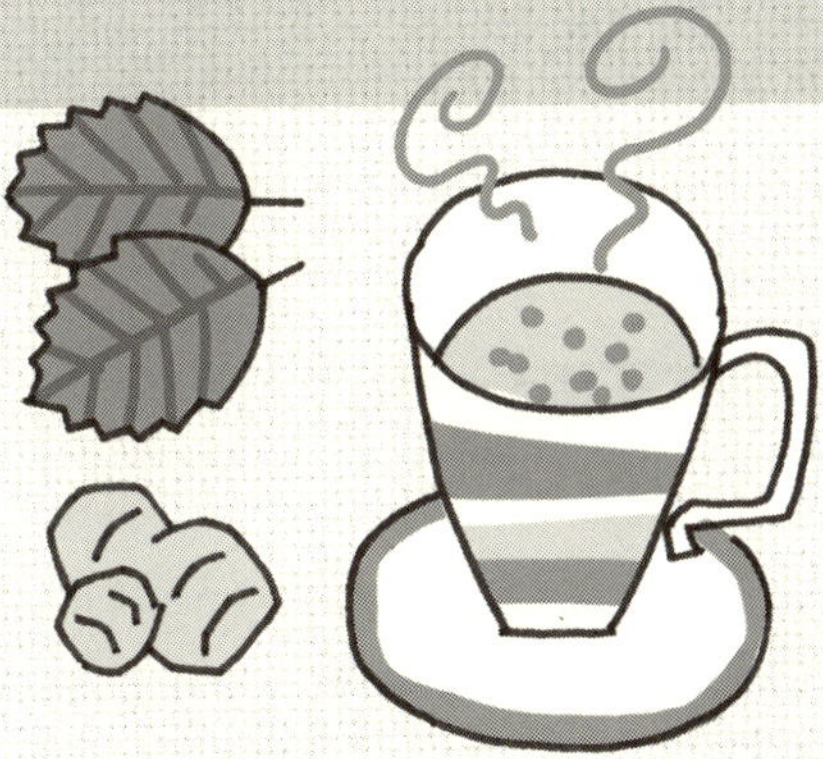

**材料**（1人分）
タマネギ氷…1個（25g）
青ジソ…4～5枚
ショウガ…親指大
水…マグカップ1/2杯分
砂糖または黒糖…適宜

**作り方**
①シソは両面を軽く火であぶって、細かく刻む。
②ショウガは皮つきのままよく洗い、すりおろす。
③マグカップにタマネギ氷と水を入れて、電子レンジで沸騰直前まで温める。
④①と②を加え、砂糖または黒糖で好みの甘さにする。

Recipe 07

# タマみそスープ 大根ショウガ仕立て

**おなかの不調とセキをなだめる**

［こんな病気や症状に］消化不良、胃もたれ、セキ、のどの痛み、かぜのひき始め、便秘、二日酔い、吐き気、無気力、うつ、だるさ、冷え性、悪感、頭痛、生理痛など

大根が「胃腸にいい」といわれるのは、消化薬の成分として知られるジアスターゼなどの多彩な酵素が、消化吸収を助けてくれるから。みその発酵力、タマネギのオリゴ糖やショウガのイオウ化合成分も同様に働くので、おなかの調子がよくないときに効果大です。タマネギ、大根、ショウガは、セキ止めにもよく効きます。

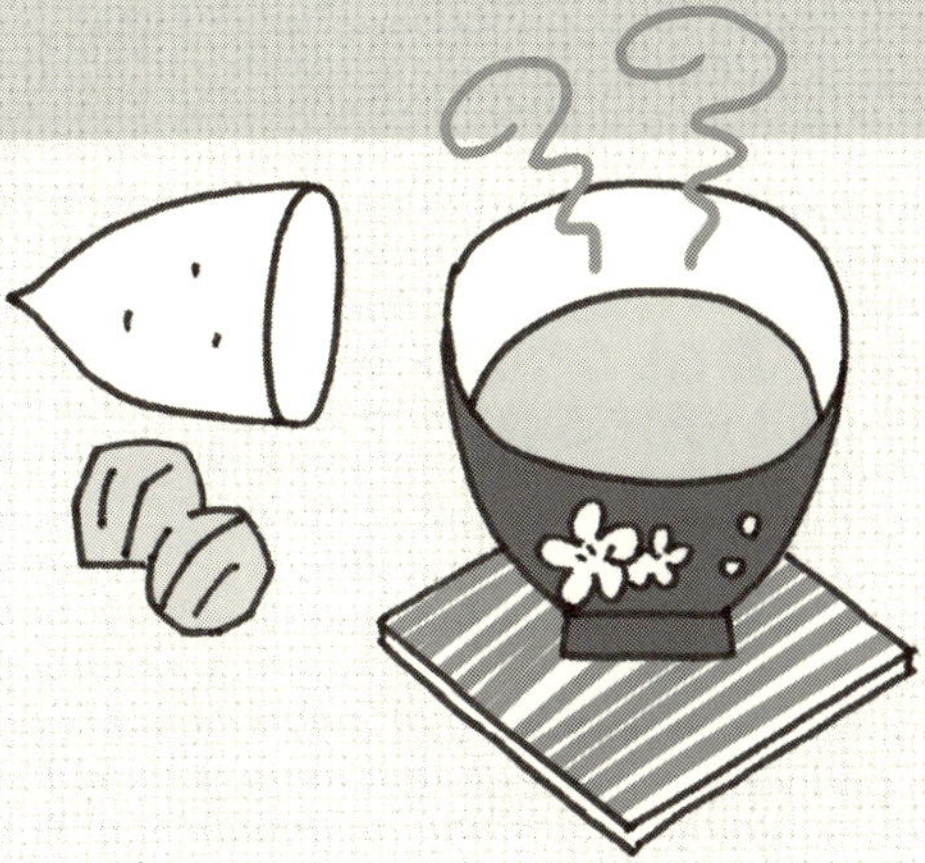

**材料**（1人分）
タマネギ氷…1個（25 g）
大根…2 cm分
ショウガ…親指大
みそ…大さじ1
水…100ml

**作り方**
①大根はすりおろす。
②ショウガは皮つきのままよく洗い、すりおろす。
③器にタマネギ氷、みそ、水を入れて、電子レンジで沸騰直前まで温める。
④①（おろし汁ごと）と②を加えてよく混ぜる。

Recipe 08

# タマネギ氷入り 豆乳バナナきなこスムージー

**血管も腸もしなやかに。**
**おいしい美容薬膳スムージー**

［こんな病気や症状に］高血糖、高血圧、高コレステロール、肥満、肌あれ、セキ、のどの痛み、消化不良、胃もたれ、便秘、二日酔い、吐き気、無気力、うつ、だるさ、冷え症、悪感、頭痛、生理痛など

おいしさ満点の美容薬膳スムージー。タマネギ氷と豆乳＆きなこの力で血管をしなやかに、血液サラサラに、お肌つるつるに。バナナのカリウムと食物繊維で便秘、むくみもスッキリ。材料をミキサーにかけるだけだから、モーニングにも最適。

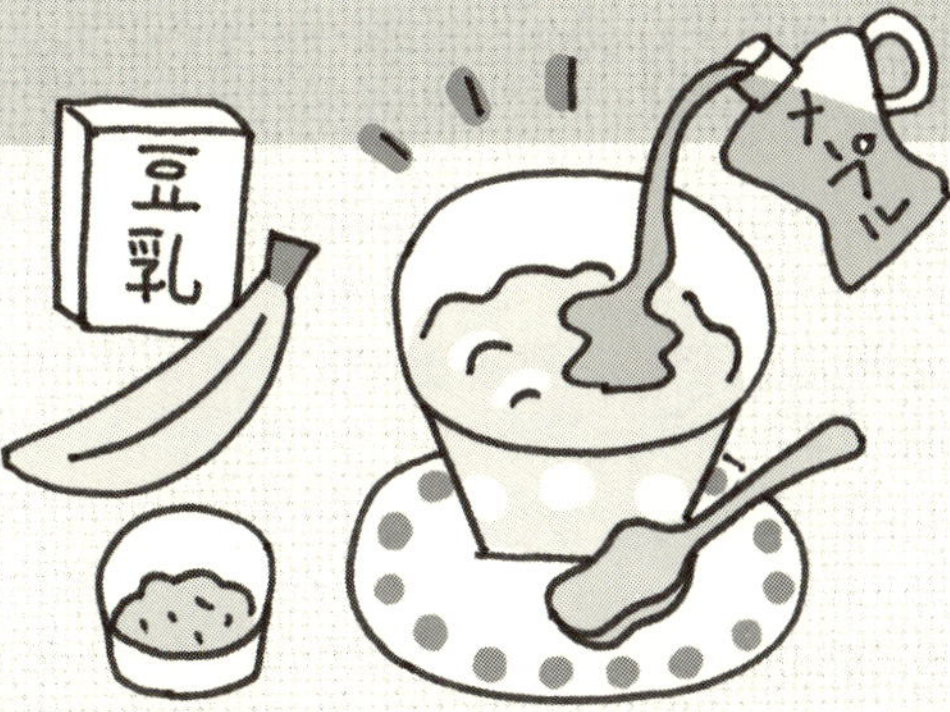


**材料**（1人前）
タマネギ氷…1個（25ｇ）
豆乳…150ml
バナナ…1本
きなこ…大さじ2
メープルシロップ、チョコレートソース、はちみつ、黒糖など…適宜

**作り方**
①タマネギ氷、豆乳、バナナ、きなこをミキサーに入れ、バナナの形が見えなくなるまで、ミキサーを回す。
②グラスに移し、メープルシロップなどで好みの甘みを加える。

Recipe 09

# タマネギ氷の脂肪燃焼ガスパチョ

**脂肪を燃やし、毒を出す**
**ダイエットスープ**

［こんな病気や症状に］肥満、便秘、高血糖、高血圧、高コレステロール、むくみ、だるさ、イライラ、無気力、うつ、眠気、セキ、頭痛、胃もたれ、二日酔い、吐き気など。

最近ちょっと食べすぎて、体が重い、顔がむくんでいる…と思ったら、この冷たいスープをまめに飲みましょう。タマネギ氷もトマトジュースもセロリも代謝を高める効果にすぐれ、低カロリーでカリウム、食物繊維が豊富。毒出しダイエットに最適。

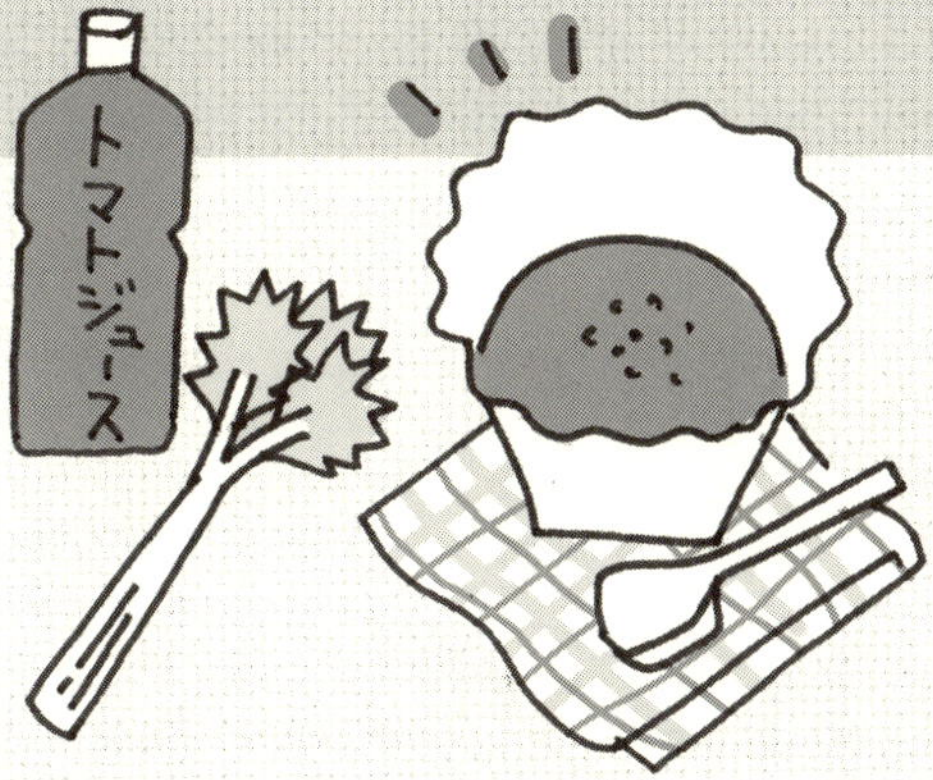


**材料**（1人前）
タマネギ氷…1個（25g）
セロリ…10cm
トマトジュース…100ml
黒こしょう…適宜

**作り方**
①タマネギ氷を電子レンジで半解凍にする。
②セロリを皮ごとよく洗ってすりおろす。
③器に①、②、トマトジュースを入れて混ぜる。
④黒こしょうをふる。

Recipe 10

# 作りおきタマネギ氷バーモント

## いつでも水、お湯、ソーダで割って リフレッシュ

［こんな病気や症状に］だるさ、イライラ、無気力、うつ、肉体疲労、眠気、セキ、のどの痛み、消化不良、胃もたれ、便秘、二日酔い、吐き気、頭痛、肩こり、生理痛、高血糖、高血圧、高コレステロール、肥満、など。

タマネギ氷、リンゴ酢、はちみつと、疲労回復に効くトリオが集合。密封ビンに材料を合わせておくだけ。体が疲れたときも、仕事をしていて眠くなったり、肩がこったときも、水、お湯、ソーダで割って飲めば、瞬間リフレッシュ！

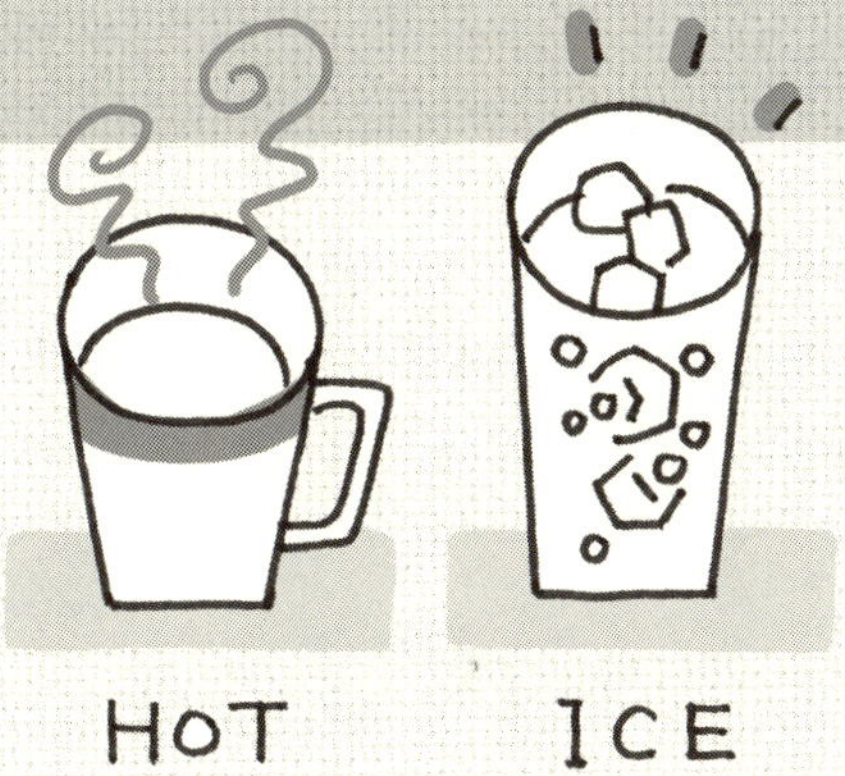


**材料**（約10杯分。冷蔵庫で1か月保存可）
タマネギ氷…3個（75g）
はちみつ…200g
リンゴ酢…100g

**作り方**
①密封できる容器に、材料をすべて合わせる。
②タマネギ氷が溶けたらかき混ぜて密封して、冷蔵庫に保存。
※いただくときは、グラスや湯飲みにおよそ大さじ2を入れて、水、ソーダ、お湯などで4倍程度に薄めてください。

# 病気にならない！たまねぎ氷健康法

発行日 2012年11月4日　第1版第1刷
発行日 2013年8月29日　第1版第17刷

著者　村上祥子
監修者　周東寛
デザイン　ファンタグラフ（河南祐介）
編集協力　日高あつ子、野田雅子
イラスト　木下もへ
写真提供　村上祥子（P13、P94、P95）
写真　株式会社アマナイメージズ（カバー、P63、P75）
編集　黒川精一
発行人　高橋克佳
発行所　株式会社アスコム
〒105-0002　東京都港区愛宕1-1-11　虎ノ門八束ビル
編集部　TEL：03-5425-6627
営業部　TEL：03-5425-6626　FAX：03-5425-6770
印刷　中央精版印刷株式会社


Printed in Japan ISBN978-4-7762-0756-6